能量靜坐

30分鐘恢復精・氣・神

消除疲勞、恢復元氣的能量靜坐法，
緩解你的壓力，給你嶄新的生活。

養沛文化編輯部

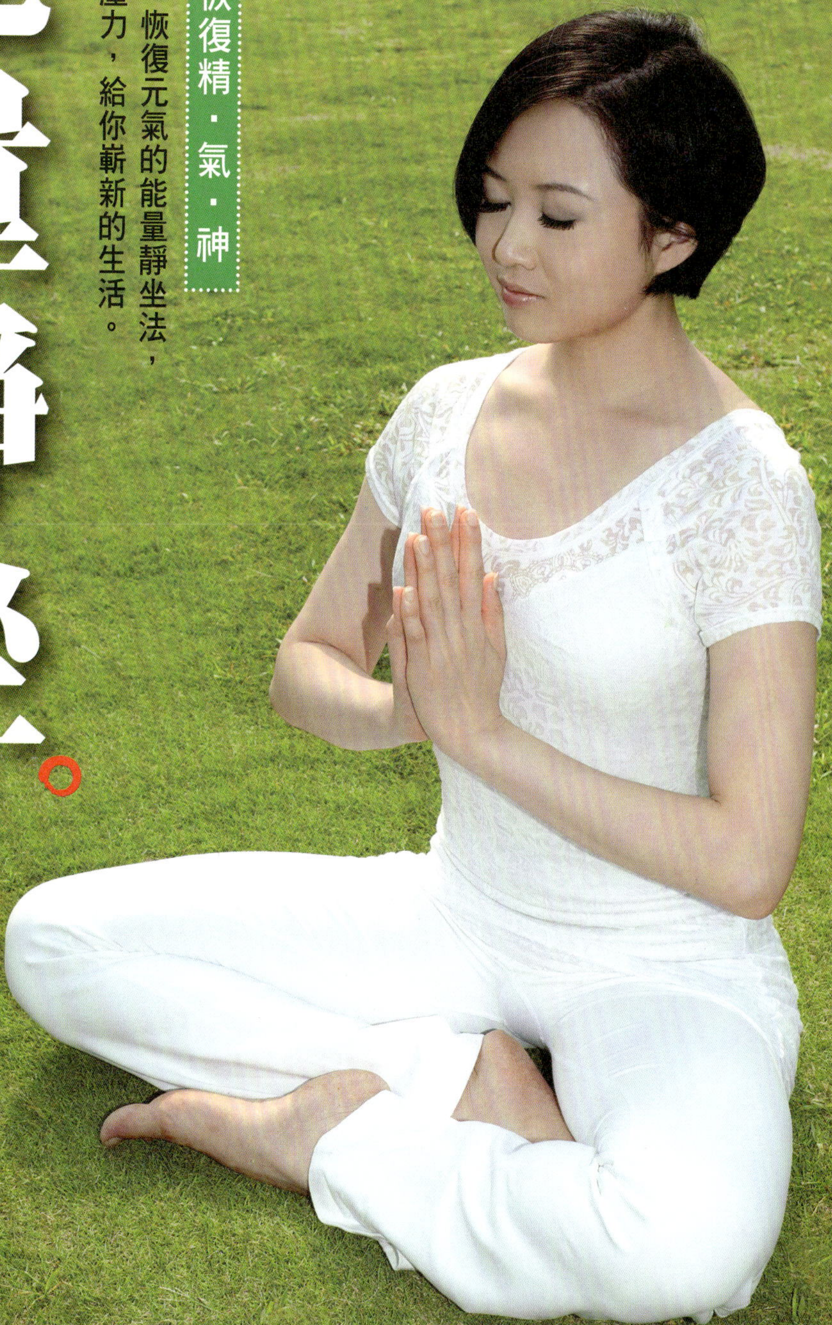

每天給自己三十分鐘

一個人如果始終處於忙碌緊張的狀態，不論精神或生理，都會是很沉重負擔，長時間累積下來，不生病也難。

但可能有人會說：「我工作忙啊，每天連休息的時間都不夠，哪有時間放鬆？」「我的個性就是這麼容易緊張，沒辦法。」……總之，大家總會有千百個理由不放過自己，不給自己喘口氣的空間和時間。

然而，人的身體有一定的限制，適度有效率的休息，不但不會耽誤多少時間，反而還能調節身體機能，使身體達到平衡，才有繼續工作的能力。

那，什麼是「適度有效率的休息」呢？是運動，是睡眠，還是旅遊，甚至有人可能會覺得是什麼事都不做、不想，讓整個人呈「放空」的狀態，就是休息，以上所說的這些，或多或少都有不錯的休息效果，但我們更推薦的則是「靜坐」。

對一個工作辛勞或過度使用腦力的人來說，只要以正確的方式靜坐半小時，對精神和精力的回復就有很大功效，甚至還能使皮膚恢復潤澤、心情平靜、血脈暢通，是很好的休息方式。

我們都知道，易怒的人也易生病，這是由於人在發脾氣時，肝火上升，整個身體機能便失去平衡，再加上血壓升高，血液循環加速，氣血失調的情況，疾病自然就不客氣的來造訪了。但靜坐能使我們心情平靜，血脈暢通，而使身體處於良好的健康狀況。

當然，靜坐也有一定的方法，很難嗎？其實一點也不難，就幾個步驟而已：

1. **調節座椅到適當高度，臀部靠著椅背，椅子務必選擇較為舒適的，以免受傷。**
2. **雙腳略為前伸，超過膝蓋。**
3. **手掌心向上，放在大腿上。**
4. **頭自然保持正直，並放鬆。**
5. **放鬆雙肩，下垂勿聳起。**
6. **閉上雙眼，吐出濁氣，合唇，舌抵上齶。**
7. **慢慢吸氣、吐氣，保持呼吸的細長深遠。**

學會了嗎？當我們在辦公室忙碌一個上午以後，午休時來個短時間的靜坐，下午一定會有更強的爆發力。

最後，還必須特別強調一點，一般人總以為靜坐是屬於宗教活動的一部分，是修行者才會施行的，其實不然，如果每個人每天都能撥出三十分鐘的時間，放下手邊的工作，坐在一個舒適、安靜的地方，腦子裡也不要胡亂想些別的事情，認真的調息、呼吸，只要堅持下去，相信對身體健康是一定有好處的，因此，靜坐其實是為了放鬆我們的身體，是為了保健和維持良好的精神狀態，並不是修行者專有的活動。

所以，親愛的朋友們，就從今天開始，讓我們照著書裡的方法，開始靜坐吧。

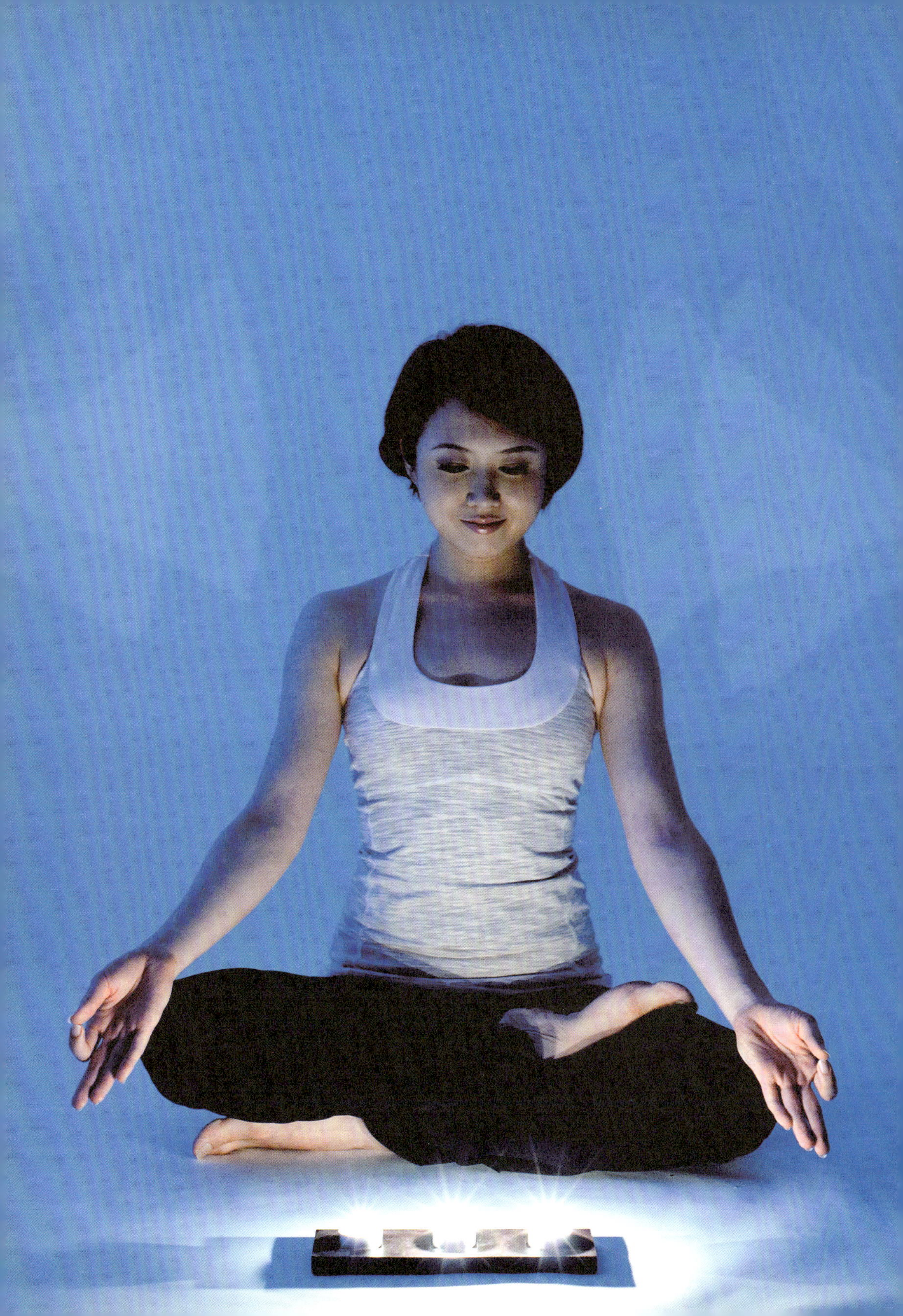

CONTENTS

Part 1

解開靜坐的真相

靜坐，修養生息的一種方法。
透過「靜」來安養心靈，
搭配適時且適當的運動，以達到「動以養身」的目的，
而不是每天無所事事，一直呈現坐著的固定狀態。

Part 2

關於靜坐的好處

靜坐是古老流傳久遠的修身養性大法，能夠防治疾病、有助靈性提升，對於生理及心理都有莫大的幫助，自古以來即有長生不老之說。

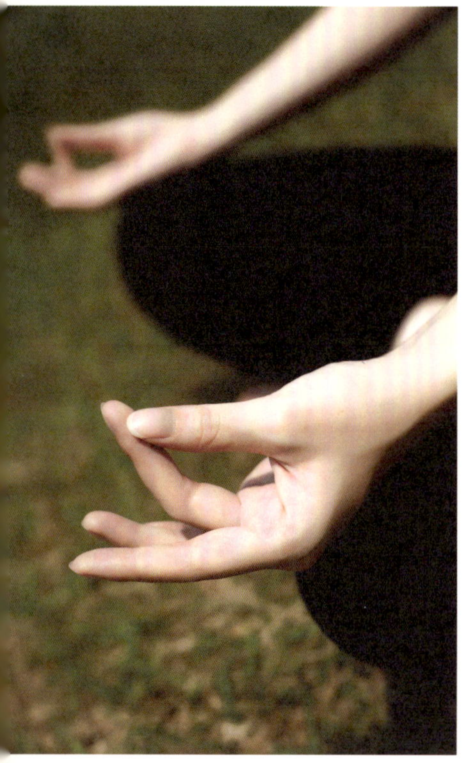

CONTENTS

Part 3

調養生息兼強健體魄

靜坐對於內在卻蘊含了很奧妙的「氣」的反應，可以清除脾胃宿疾、提升免疫力、遠離心血管疾病、解除慢性疲勞。

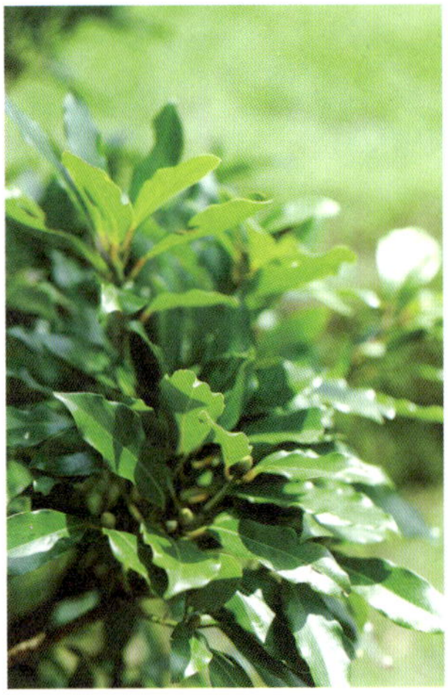

Part 4

靜坐放鬆你的身心靈

如果將「靜心」成為生活習慣的一種，
隨時隨地都可以讓自己將心靜下來，觀照自己，
這樣不但可以幫助你思慮更清楚，對健康更是有不可言喻的好處。

CONTENTS

Part 5

靜坐Q&A

也許你不知該怎麼靜坐？
也許你對靜坐還有些許疑慮？
所有你想知道的靜坐的問題，
都在這裡獲得解答。

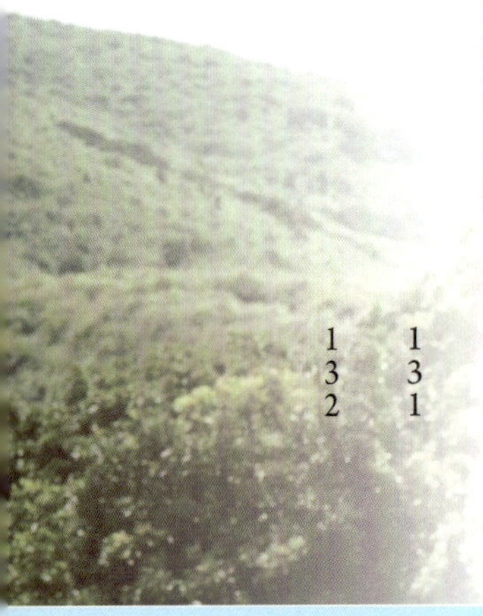

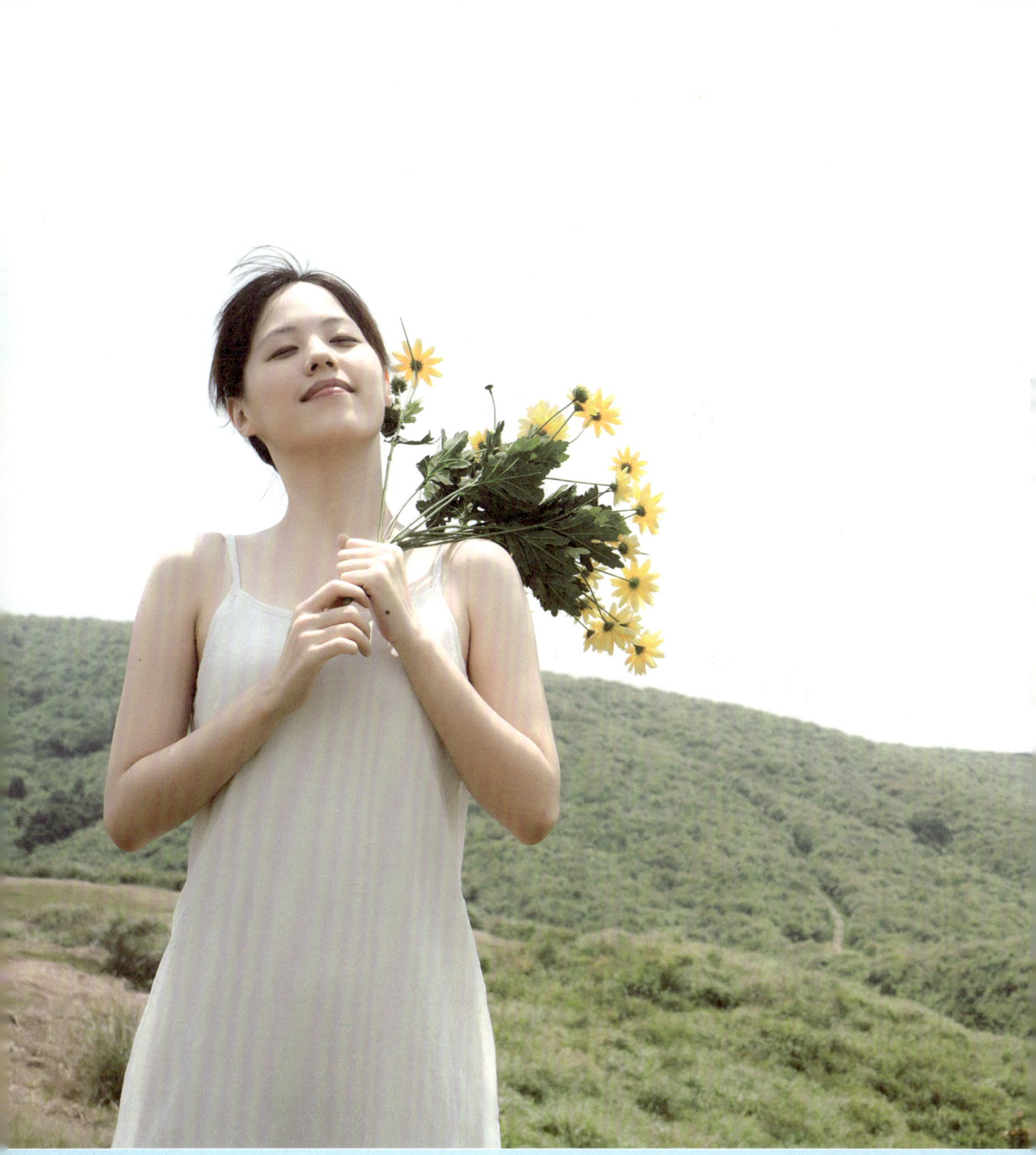

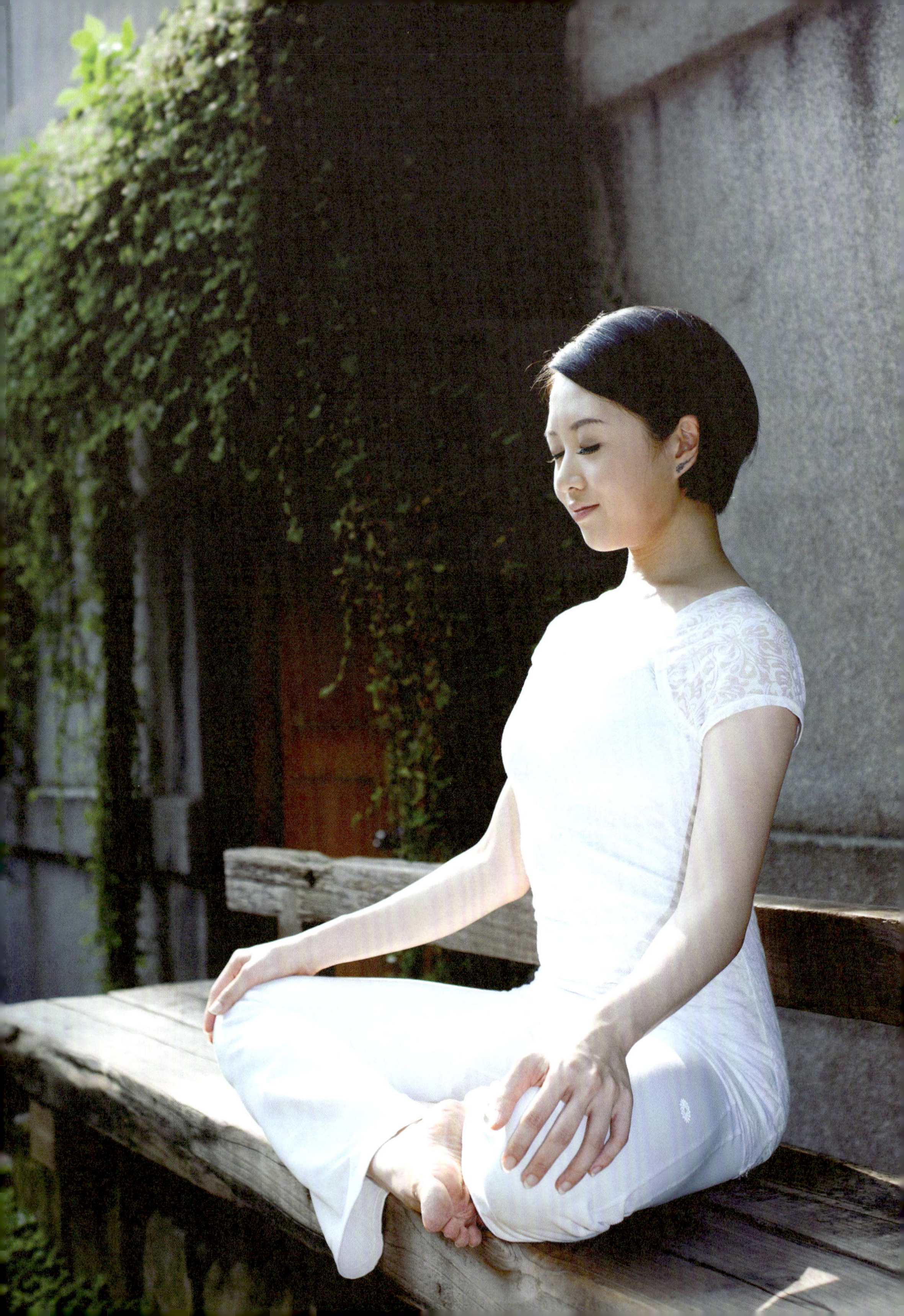

Part 1
解開靜坐的真相

靜坐，是修養生息的一種方法。
透過「靜」來安養心靈，
搭配適時且適當的運動，以達到「動以養身」的目的，
而不是每天無所事事，一直呈現坐著的固定狀態。

關於靜坐、禪坐與冥想

靜坐究竟是什麼呢？近二十年來，常常在耳語中聽到社會運動中的「靜坐」，不過，字詞相同，卻有截然不同的意義。從字面上來說，「靜坐」的拉丁語為meditari，英文則是meditation，直接翻譯的意思是「靜心安坐」，不過實質上，在讓自己安靜下來、靜心安坐的過程中，也是一個自我發現、自我覺醒的一個體驗。

很多人應該也有同樣的感受，當自己真的把事情都拋開後，反而可以好好回過頭檢視自己。如此一來，靜坐的安定功用加上讓自己重新檢討自己，心情上都調整好了，外在的「夢想實踐」等等的衝勁也會比較強烈。只要身體與心靈可以獲得平靜，做起事來也會比較有效率、事半功倍！

其實，靜坐在中國早已流傳開來，例如，孔子門下所追求的「定、靜、安、慮、得」也是從靜坐而來；明朝的了凡和尚也曾用佛家方法寫了一本《靜坐要訣》。從此「靜坐」這個通俗響亮的名詞，在近代的中國社會就普遍傳開。

但是「靜坐」與「禪坐」、「冥想」有什麼差別呢？

先來討論「靜坐」與「禪坐」。靜坐與禪坐的意義其實十分相近，甚至幾乎相同，最主要的差異即是「靜坐」一詞往往用於道家用語，而「禪坐」則用於佛法。

那麼，**「靜坐」與「冥想」的差異又在哪裡呢？雖然在英文中，這兩者都稱之為meditation，但其實在中文上的解釋是不同的，也代表著不同的境界。雖然兩者都是透過練習，讓身體與心理靜下來，以達到什麼都不想、無我的最高狀態。然而，靜坐與冥想的差異，就在於冥想的過程中是有主題性的、有目標的想事情；而靜坐卻必須什麼都不想，腦袋呈現一片空白的境界。**

冥想可以想風景、想顏色、想想其他不一樣的事情，讓自己轉移思緒，但是靜坐就必須放開冥想的這些主題與想法，練習的過程就變得比較難！靜坐的意義不在於進入一個完全空洞的睡眠狀態，在這過程中雜念必然會出現，但是最重要的，是要讓心中的雜念像朵白雲，靜靜來、輕輕走。這才是靜坐的真實意義。

靜・心・小・語

靜坐讓你神清氣爽

從具體的例子上來說，如果在清晨可以聚精會神的靜坐短暫時間，雖然只得到一兩分鐘的平靜、安寧，但不難發現，這短暫的寧靜將會讓你一整天都神清氣爽。靜坐的愈徹底，這樣的寧靜就會愈持久！

為什麼要靜坐？

我們為什麼要靜坐呢？先從古代的論述來看，在秦摩上師的《靜坐與喜悅之路》中提到：「**這個世界上沒有辦法滿足我們一切的欲望。就以心靈的平和來當比方，在我們每天的生活中，我們所感受到的五分鐘寧靜都是經過十幾個小時的焦躁不安、憂愁、挫折後才得到的。我們整天都是受到環境在我們周遭的消極力量所支配，例如嫉妒、恐懼、猶豫、煩惱、焦躁不安和失望沮喪等。這些力量都跟猴子一樣，只有當它們疲倦時，它們才安靜幾分鐘，此時我們才能享受寧靜和平，但事實上卻不是如此，在下一刻，心靈又會像猿猴般的開始浮動不已。唯有經由靜坐，我們才能得到永恆的寧靜與至上的和平。**」

誠如秦摩上師所說，現在的生活不像過去那麼簡單，人們期待過著更好、再更好的生活，所以有了高級的交通工具、高科技的製造技術，以及一幢又一幢的高樓大廈。

現今的都會生活不比幾十年前的鄉村生活，人民下田耕作、畜牧，便可日復一日、年復一年的過著樸實的生活；現在人們趕著上班下班，有時加班加到天昏地暗，從樸實轉成無盡的忙碌與煩躁，更別說像陶淵明一般，「採菊東籬下，悠然見南山」了。

於是，一天中如果真的有五分鐘的時間可以讓自己完全放下手邊的工作放空，真的是一件相當美好的事情。但是又如上述所說，五分鐘真能讓心靈完全的沉澱嗎？每個人其實都存在著這樣的疑惑。我們開始有更多的思考，去構想要如何善用這五分鐘，對現在而言，一天的生活不求分秒都悠哉，但是這五分鐘的情緒沉澱是必然的、必須的。

其實這幾年下來，歐洲、美國、日本等諸多先進的國家，都紛紛興起一種追求精神層面生活的熱潮，像禪坐、冥想、靜坐、觀想等的活動慢慢被討論，而且有日益加深的趨勢。

因為科學文明的日漸進步，物質生活的愈來愈富裕，人們愈是感覺到內在的價值與精神

靜・心・小・語

靜坐讓你找回自己

我們從靜坐中可以感覺到生理跟心理的雙重變化，只要認真靜坐應該都會有這樣的共鳴，身心比較平衡自在，心不容易受到外面花花世界的引誘或誘惑，也比較放得開。對一切人、事、物都能以平常心看待，心中常充滿喜悅與歡樂時，也更樂意去幫助別人。在生活當中，會以更積極的態度做自己的本分、自己應該處理好的事，活得自在而且滿足。

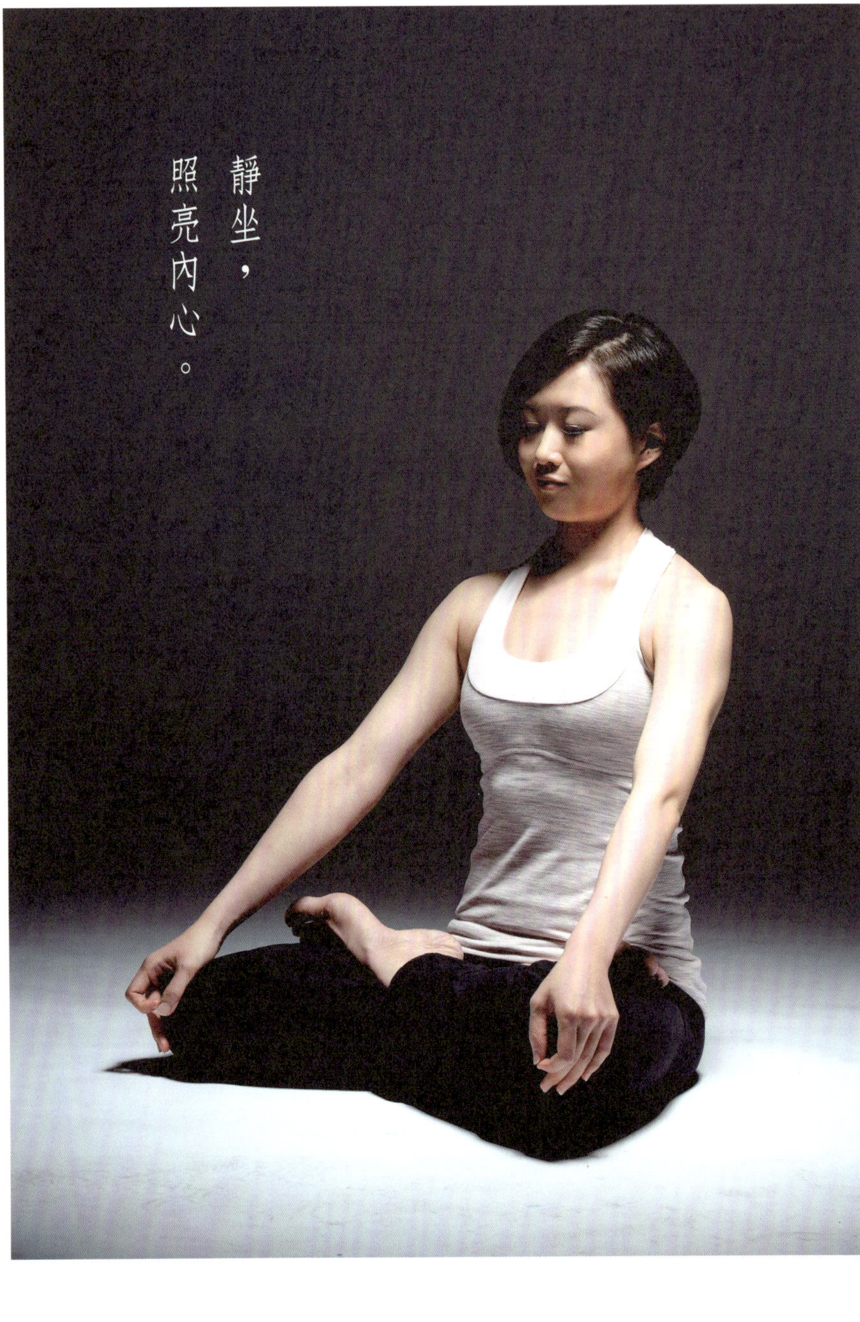
靜坐，
照亮內心。

生活的重要性與極其匱乏。未來的生活不再只是為了經濟的富裕，更希望心靈的覺醒！人們不再只是追求物質生活的機器人或是創造財富的工具，而是學著留給自己更多時間追求心靈的體驗，實現個人生命的價值與意義。

然而，「靜坐」其實是人天生就具備的能力，也許只是被遺忘了。我們平常為了生活而忙忙碌碌，身心被這些惱人的事物所束縛或因此迷失了自我，在靜坐的安祥寧靜中，心靈慢慢的可以放寬而敞開，我們也才能找到內心真實的自己。於是，當自己有這樣的體認時，內心的涵養也有所提昇了！

所以，靜坐是生活中的指南，照亮我們內心，給予我們方向。讓我們體會人生的本質，並且珍惜身邊每一段緣分。靜坐，就像是開發生命潛能的一把鑰匙。

不同的靜坐方法

靜坐的方法有很多很多種，在這裡我們大致上整理了一些基本的方法，以及在靜坐時該注意的姿勢。

雙盤、單盤以及正襟危坐是屬於標準的靜坐方法，其他還有所謂吉祥坐、獅子坐、羅漢坐、方便坐、跨鶴坐、菩薩坐、仙人坐、六灶坐及獅子王臥法等等的靜坐方法，這些都是屬於方便坐法。

雙盤

雙盤是佛家坐禪的標準坐姿，可是一般初學的人很難做到這樣的坐姿！它的坐法有兩種，一種是如意吉祥坐；還有一種稱為不動金剛坐。以上兩種坐法兩腳心都朝上，雙腿雙腳交叉形成三角形。

然而，因為兩膝都貼在地面上，坐姿自然平穩，不會左右傾斜，如果是有修習坐禪的人，以雙腿盤坐的姿勢是再好不過的了，不過這樣的坐法對初學者有相當難度，就算達成也很容易腳麻！因為雙腳盤腿而坐其實容易造成血液循環的不順暢。所以，其實中年以上的修習者，就不太建議這種靜坐方法。

武功祕笈 POINT

它的坐法有兩種，一種是右腳盤在左大腿上，然後又將左腳盤在右大腿上，這也稱為如意吉祥坐。還有一種坐法就是左腳盤在右大腿上，之後又將右腳盤在左大腿上，這也稱為不動金剛坐。

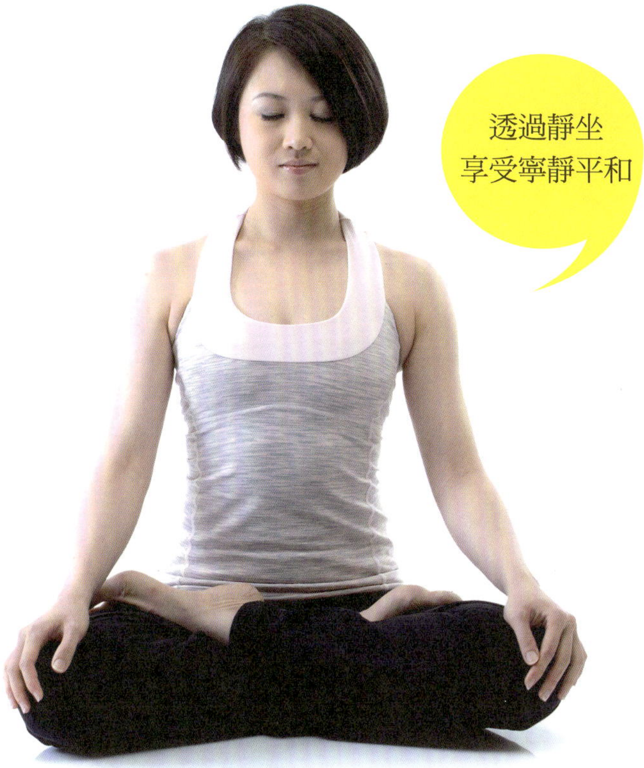

單盤

剛開始學習靜坐的人，如果練習雙盤有困難或感到不舒服，可以試試看單盤法的靜坐方式。單盤也有兩種坐法：一種是左小腿置在右腳上，這是如意坐；另一種是右腳小腿置在左腳上，這是金剛坐。

但是，無論是如意坐或金剛坐，臀部都會感覺要下陷，而這感覺其實是因為雙腳重疊，導致下盤感覺不平衡。為了改善這狀況，建議你可以多加一、兩塊座墊，底盤平穩了，靜坐才能達到一定的效果！座墊的材質我們建議以舒適的為主，不要太軟或太硬。

剛開始
學習靜坐
試試單盤法

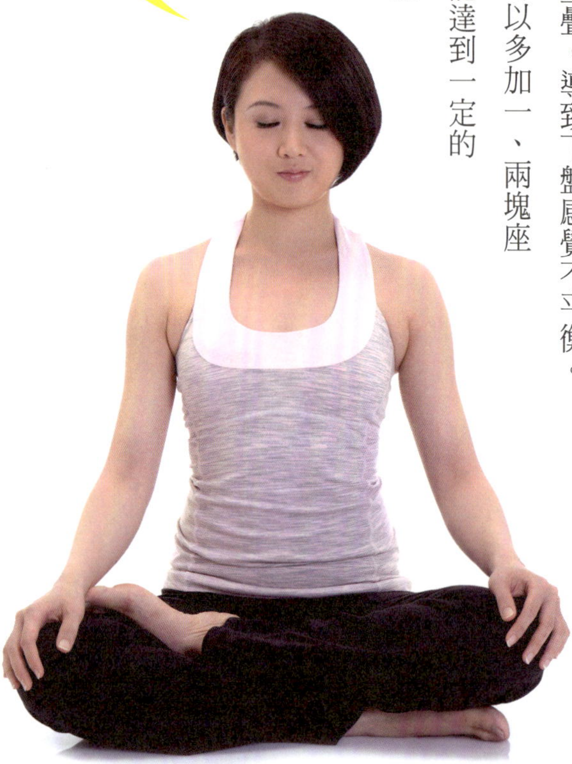

武功祕笈 POINT

單盤兩種坐法：一種是左小腿置在右腳上，這是如意坐；另一種是右腳小腿置在左腳上，這是金剛坐。

下盤

下盤的坐姿是比較容易擁有正確姿勢，也比較簡單的坐姿，因為就像一般的盤腿一樣，雙腳小腿各在大腿下方，其實感覺是最舒服的！

武功祕笈 POINT

像一般的盤腿一樣，雙腳小腿各在大腿下方。

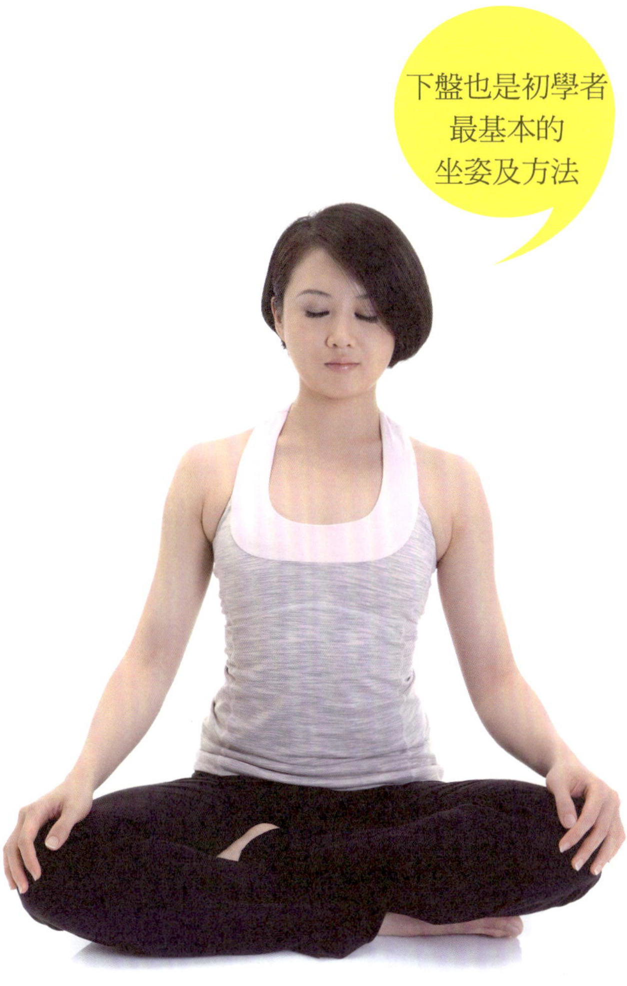

正襟危坐

如果是年紀大或是雙腿不方便的人，不妨採用正襟危坐。正襟危坐是孔門儒家的慣用坐姿，也是最自然的坐姿！然而，在平常，行、住、坐、臥都可以修到「靜」的功夫！不過，在行走中學習靜的功夫實屬不易，住也很困難，如果修身沒有深到一定的程度是很難辦到的！而「坐」的功夫很好習得，也就是所謂的「靜坐」，所以把它當做一個圭臬、一種方法！至於「臥」的部分，因為躺著令人感覺舒服，雖然偶有讓人感到昏厥，不過如果不適合坐著時，躺著倒是一個不錯的方法！臥式如人們睡臥一樣。有仰臥、側臥兩種。仰臥姿勢與平常仰臥一樣。但需記得將頭肩等部位稍微墊高至自己覺得最舒服的程度。

武功祕笈 POINT

這種坐姿就是找一個板凳，雙腳和肩膀同寬，雙小腿與地板垂直，就像一般坐在椅子上一樣，但是要注意的是，背部不能倚靠任何東西。

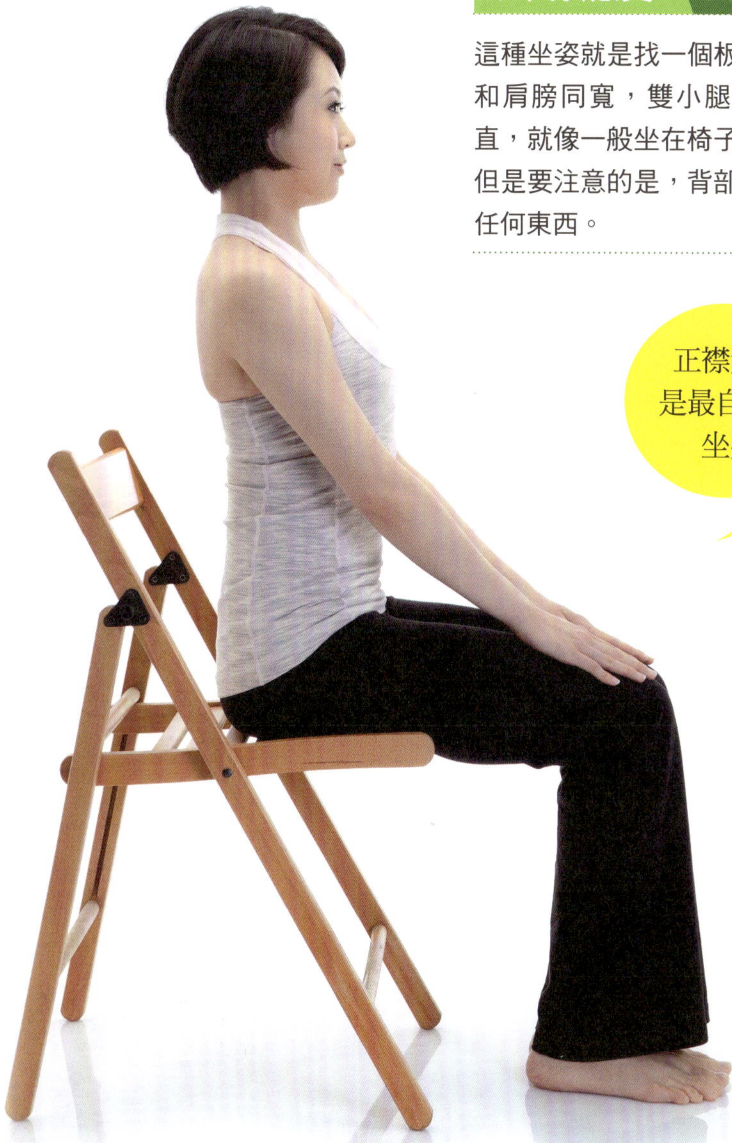

正襟危坐
是最自然的
坐姿

獅子王臥法

獅子王臥法最主要的姿勢即是側臥，自膝蓋以上的大腿疊於下面的腿上，膝蓋以下的小腿和腳很自然的貼放於下面小腿和腳的後面，下面的腿自然伸出，微微彎曲，上面的手也自然伸出掌心向下，輕輕放於髖關節上面；下面的手掌心向上，自然伸開，放於頭畔枕上，距離頭部少許，就看自己覺得怎樣最舒適，這個臥法就叫做「獅子王臥法」。

武功祕笈 POINT

獅子王臥法最主要的姿勢即是側臥，頭及上身須略前俯，上面的腿比較下面的腿應更彎曲一些，使其達到最舒服的程度。

側臥
是最舒適的
姿勢

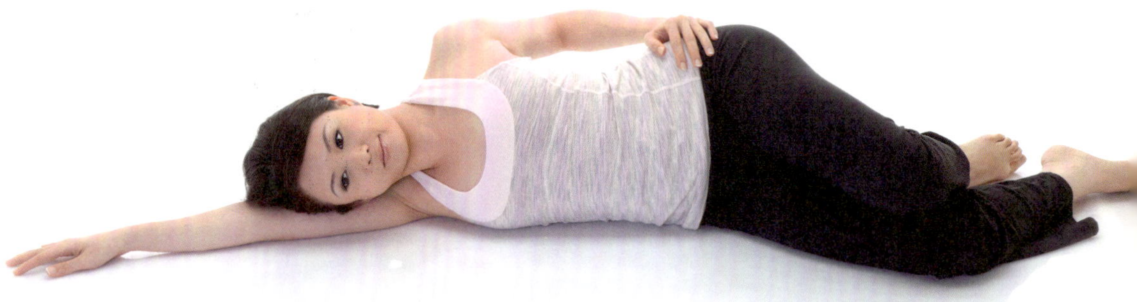

要學會靜坐，要先練呼吸

所謂「道在呼吸之間」，靜坐就像在修行、修道一樣，需要慢且長時間的維持。

然而，不只是修道、靜坐需要從呼吸開始調整，只要是生物，「呼吸」總是最重要的，我們可能可以一天不吃飯，但絕對無法一天不呼吸，可見呼吸的重要；有好的呼吸節奏與習慣，才能擁有好的生活！

然而，剛開始練習呼吸時，可以搭配一點心理的意識，你的心怎麼想，你的呼吸頻率自然也會跟著心調節。在心裡這樣想久了，呼吸也會漸漸變得順暢！習慣順暢的呼吸後，靜坐時才能忘

靜・心・小・語

靜坐的最佳時間

談了上述所提到的靜坐基本姿勢以及呼吸的運用後，接著要提出的是「什麼時候才是靜坐的最佳時機？」一天從早晨到黑夜，每個時間給予人們的感受不同，靜坐起來自然也會有不同的感覺。

一般而言，起床後，睡眠前都是靜坐的絕佳時機！早上起床，讓新鮮空氣進來，坐下來好好的靜坐，也讓接下來的一整天充滿著朝氣與活力；而睡前，透過靜坐，關掉周遭的聲音干擾，讓自己呈現完全放空，腦子裡不想任何事。徹底放鬆，接著進入安穩的夢鄉。其實，不論你是在早上或是晚上靜坐，最重要的是要在固定的時間裡靜坐。

記呼吸的不平衡，也無須自行調整，身體漸漸的會覺得好像不需要呼吸一般，這樣一來，也才能達到「心靜止念」的效果！

在中醫中，我們在一呼一吸之間，稱為「息」，而「息」會有四種狀態：風相、喘相、氣相、息相。

◎風相：呼吸時發出聲音就叫風相。

◎喘相：呼吸雖然無聲，但感覺氣流不通順則為喘相。

◎氣相：呼吸雖無聲也不會不通順，但無法像細水長流一樣的為氣相。

◎息相：呼吸無聲亦不會不通順，氣息輕細若有若無，這樣的狀態才是真正呼吸的調和。

學習靜坐的初學者，靜坐的時間不要太長，盡量以五到十分鐘為主，因為一下子坐得太久，一來怕初學者不習慣或姿勢不正確容易腳痲；二來則是靜坐的時間一下子太長，容易在後面讓人心情浮躁，這樣對體內「氣」的流動更不是好事情，反而會使身體達不到想要的養身效果。

另外，在靜坐時，周遭的空間盡量保持明亮，也盡量不要有障礙物，避免在靜坐前看到這些障礙物就感到心情浮躁。電話線、插頭也盡量拔掉，電的流動有形無形間還是會影響！所以在靜坐空間的選擇上，一個空曠的草地會是一個不錯的地點！

學靜坐，先練呼吸

練習步驟

1

武功祕笈 POINT

剛開始練習呼吸時，可以搭配一點心理的意識，你的心怎麼想，你的呼吸頻率自然也會跟著心調節。當深深的吸入一口氣時，橫隔下壓，肚子向外凸出。

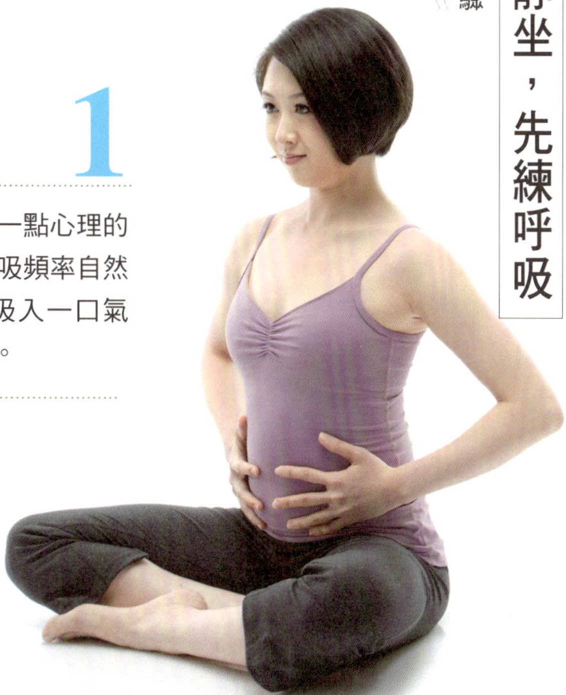

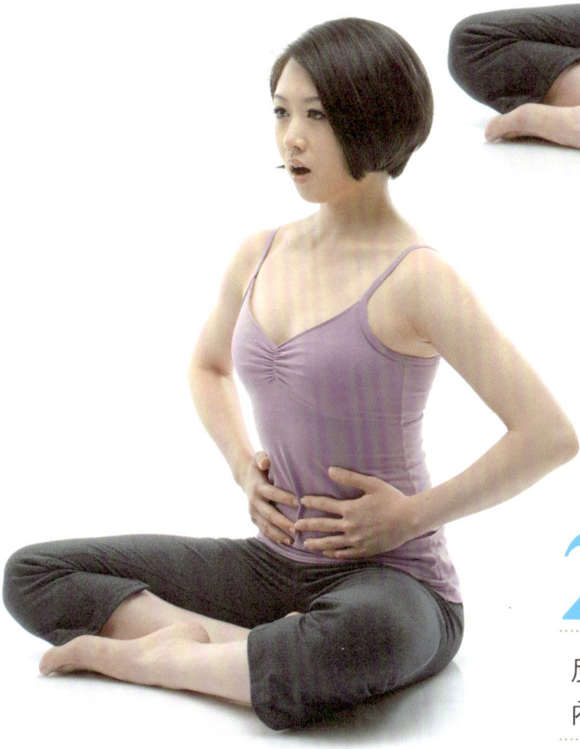

2

武功祕笈 POINT

反之，吐氣時橫隔往上提，肚子則向內縮。

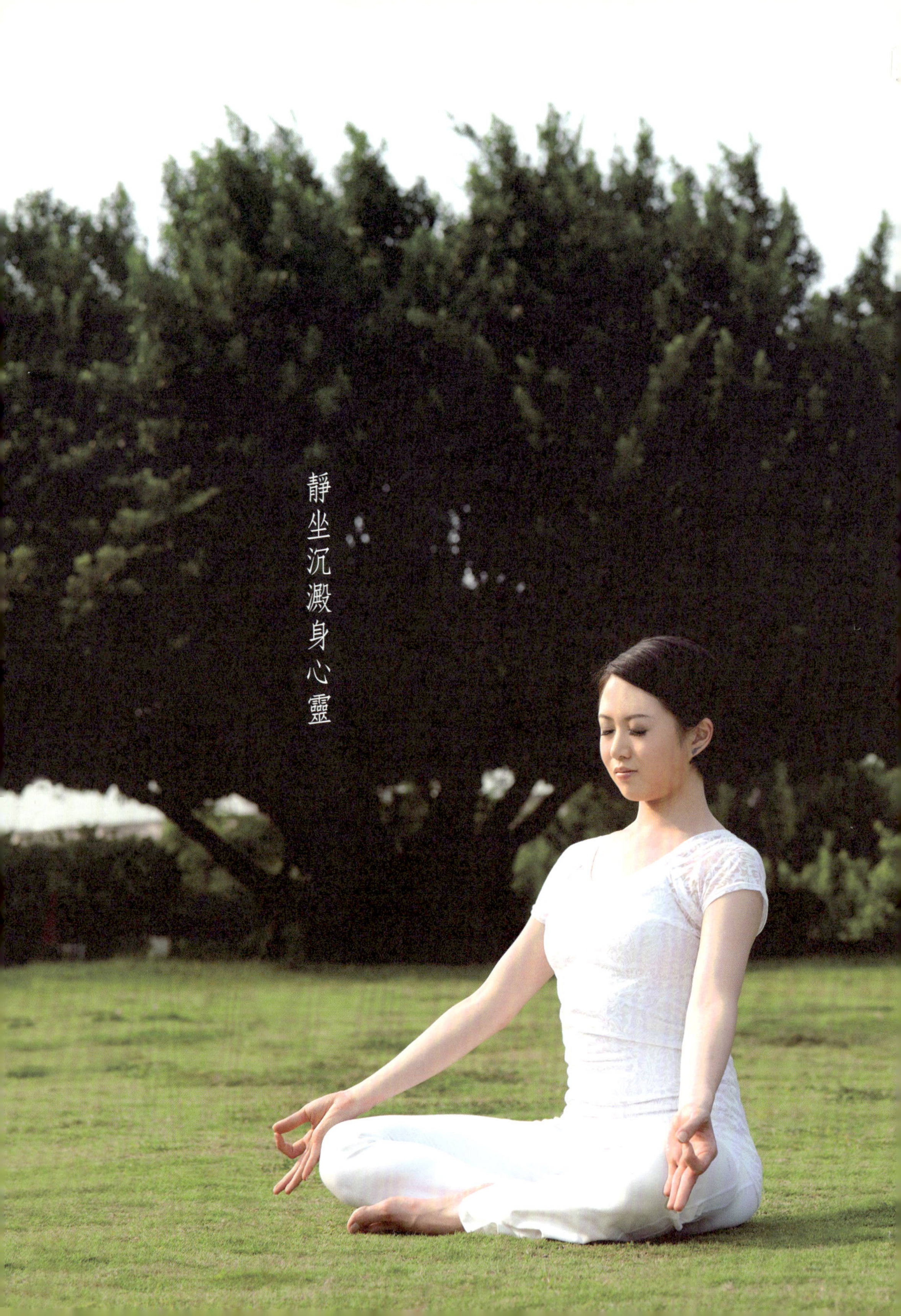
靜坐沉澱身心靈

靜・心・小・語

靜坐注意要點

靜坐的目的在於身心靈的沉澱與寧靜，不過光是擁有正確的姿勢以及適當的時間點不見得可以讓靜坐得到最大的功效，於是在這裡整理了幾個比較重要的注意事項，若能確實注意到這幾點，靜坐將會得到更大的功效。

- 靜坐時，兩膝與後頸部必須要做好保暖的工作，例如可以在膝蓋加一條毛巾，以免受到外在的冷風進入。
- 靜坐時必須使臀部墊高一些，坐姿比較能挺正，還可以預防腰痛；至於座墊的品質則由自身的需要為主，以不會太軟或太硬為原則。
- 靜坐時最好穿寬鬆的衣物，身體能夠保持輕鬆就盡量保持輕鬆！金屬或貴重物品盡量不要配戴在身上，避免有所謂磁場的干擾。
- 飯後不宜馬上坐下，容易影響消化，如果覺得昏昏欲睡，也不可勉強；飯後的散步對身體健康則是好的，對於腦袋也會清爽一些。
- 靜坐時，要注意室內空氣的流通，光線也不要太亮或太暗。偶爾可以到戶外像森林、溪畔等地方靜坐，體會與大自然融成一體的感覺，也可以吸取天地之間散發出的能量，但是也要注意不要坐在潮溼的地方或風口處。

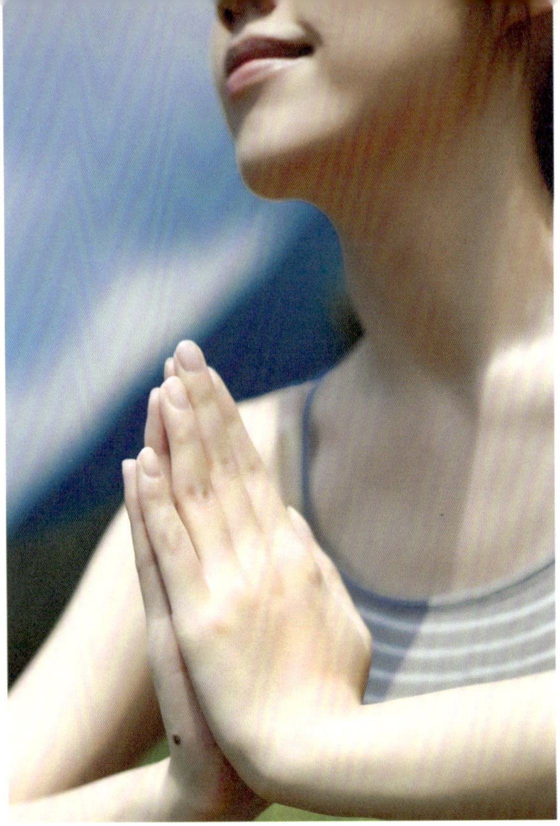

追尋回歸自然的飲食

民以食為天，吃飯喝水是人類維持生命最基本的條件，而飲食的喜好憎惡也會深深地影響人的思想、語言、行為，甚至是個人的精神狀態與靈性的成長，所以，飲食習慣的不同，也會造成每個人的個性差異。

古今中外有許多的宗教家或是傑出的人士，都以簡樸的飲食或素食、少食，甚至斷食來淨化自己的身心。吃太飽或吃刺激性重的食物，則會覺得身體緊繃、氣血不順，心情也會覺得悶悶的，感到坐立難安。因此，正確的調整飲食才能達到心神寧靜、身心靈調和，對靜坐也有事半功倍的效果。

然而，飲食的學問是很高的，不僅僅是吃的食物的精緻度，甚至還涉及了營養、醫藥、生理以及環保等等層面的因素。從古至今，許許多多的修行人在修行的路程中，根據大自然的親身體驗，大致上把一般人所吃的食物分成了三大類。

從下面的食物分類大概可以讓人暸解，在飲食，建議多攝取的食物就是蔬菜、水果、豆製品等等的食品，少吃咖啡、巧克力這些高熱量、高刺激性的食物！這與現代人在提醒自已吃東西的攝取上面有異曲同工之妙！

現在有許多文明病，像痛風、關節炎、腎臟疾病、糖尿病、皮膚病、精神分裂症、便祕、腸胃潰瘍、高血壓、心臟病、癌症等，常常就是因為吃了太多的惰性食物而造成血液的酸性及混濁所導致。根據研究，人體的血液呈現弱鹼性最好，而魚、肉、蛋類都屬於酸性的食物，所以最好能多吃蔬菜、水果等鹼性食物，以中和血液的酸性。

談完這些，最主要不管是有沒有靜坐習慣，飲食的注意與控制是每個人都必備的！靜心修行重要，身體健康更為重要！

食物分類

食物	好處
悅性食物	包括所有的蔬菜、水果、豆類、豆製品、穀類、牛奶、綠茶等，這些食物對於人體的身心有益，然而因為吃下去後讓人感覺愉悅，另有說法是同時創造出開朗、積極、愛好和平、服務人群的個性。
變性食物	包括咖啡、濃茶、可樂、巧克力、強烈的調味品等，如果此類的食物飲用過多，容易產生不好的情緒，例如容易興奮、生氣、嫉妒、煩躁不安等。
惰性食物	包括肉類、魚類、蛋、洋蔥、蒜、菇類、芥末、菸酒及腐敗食物等，這類的食物吃得太多容易產生惡劣的情緒反應，所以常食用這類的食物容易發生行為顯得粗暴、容易怠惰、欲望過多等狀況，心靈也會顯得駑鈍，有礙靜坐的效果等等。

適當的飲食對靜坐來說很重要，因為食物入胃，經消化吸收後，轉變為營養成分，供人體活動之用。若飲食過多，則體內無法消化，則坐立不安，難以靜坐；但若飲食不足，則營養不足，也沒有體力靜坐。因此適宜的飲食可以幫助靜坐有良好的狀態，因此吃對食物就格外的重要。好的食物能幫助體內氣體循環，讓身體有良好的運作。

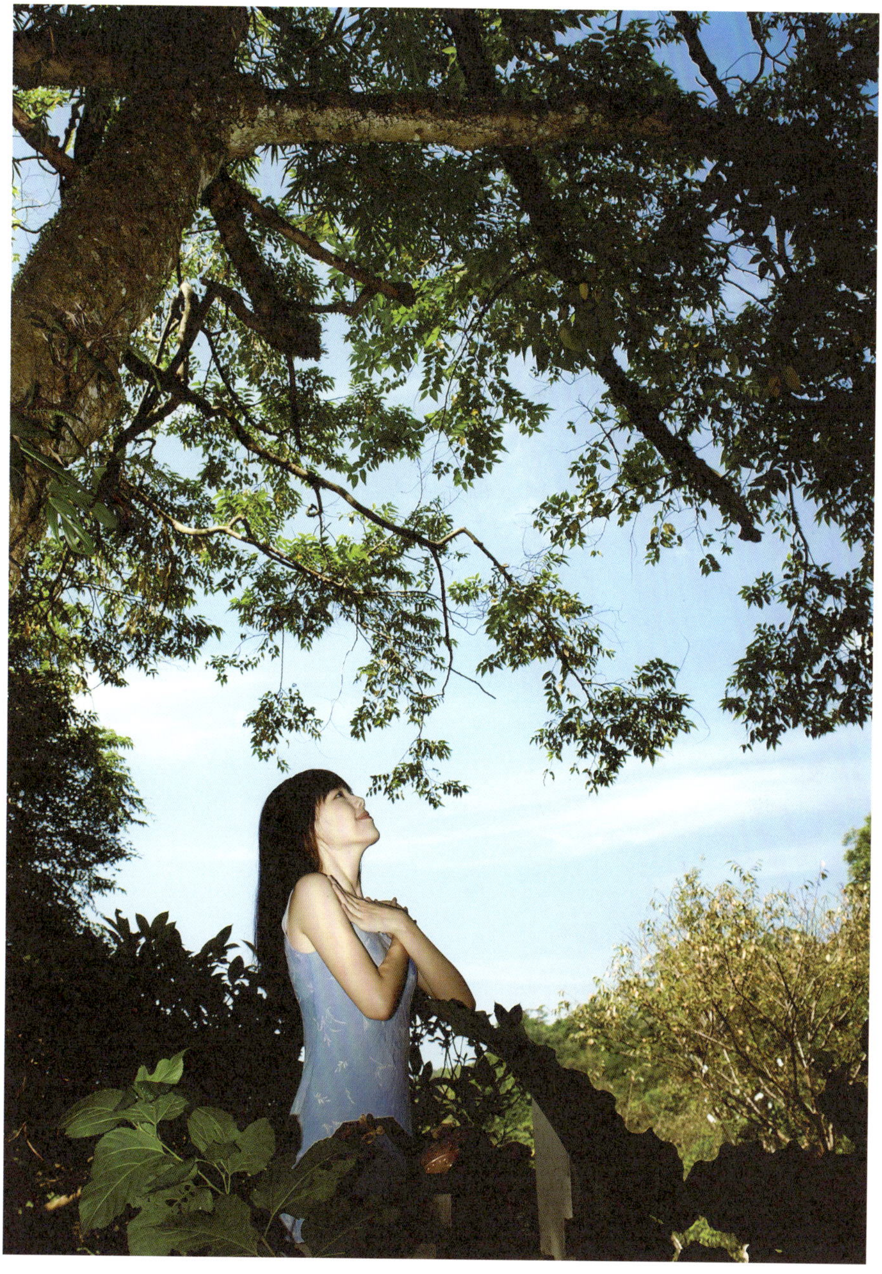

關於靜坐疑惑

當然在靜坐的世界裡，絕對不是坐著就能到通體舒暢，你可能會遇到種種的困難與問題，以下我們來看看常見的兩個問題。

靜坐時會靈魂出竅嗎？

談到靜坐與靈魂出竅的關係，想先跟大家分享兩則小故事：

其一，有一位禪師修水觀，忽然之間身體完全不見，變成一灘水，充滿整個房舍。徒弟進入禪房一看，只看到一灘水而不見師父，然後發現自己在房間內也稍嫌無聊，於是拾起腳邊的石頭往水上丟。禪師出現後，卻因為一塊石頭在體內覺得渾身疼痛不已。因此再次入定修行，然後也告訴徒弟若再見到水時，從中取出石子，師父出定後，果真遍體舒暢。

第二則故事是，有位禪師打坐入定時，忽現一隻血紅的大蜘蛛向他撲過來，嚇得渾身直冒冷汗而出定，然後趕緊向老師報告。徒弟再次打坐入定時，又見蜘蛛出現，此時

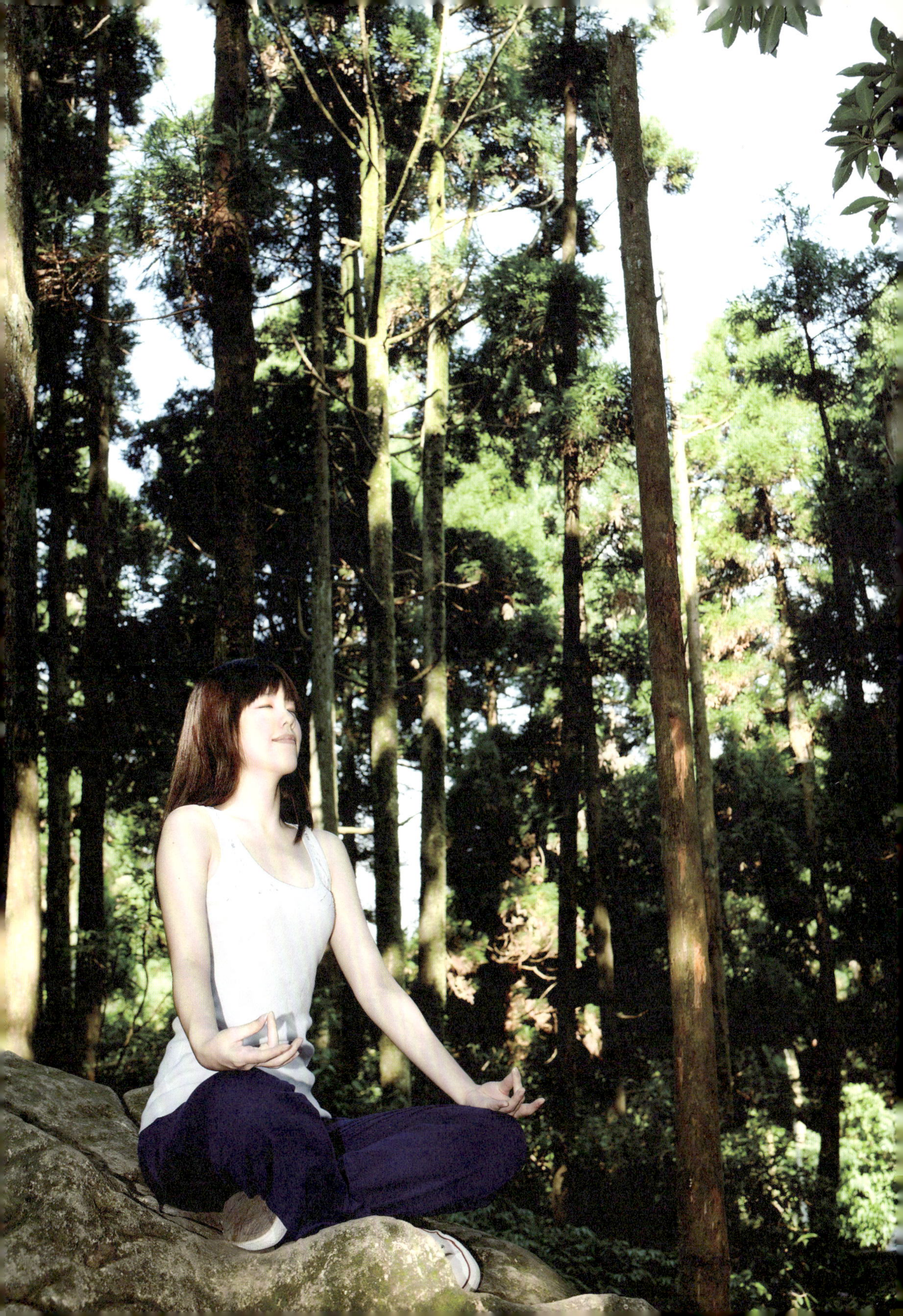

見師拿著硃砂筆往蜘蛛一點，蜘蛛就消失了。後來經過老師的指示，他掀開肚子一看，果有紅點在肚臍上。原來此蜘蛛乃其內心的無明妄念、糾纏不清的業識轉化而成。

這兩則故事感覺像是神怪小說，但其實第一則故事是在說明意識的執著非常可怕，所以人的意識在最專注時，往往一點點微細的念頭就會產生很大的影響。而第二則在說明，在修行時，身心如果合而為一、沒有雜念時，往往進入自我意識狀態而無法察覺。

經過自我的調整，潛在意識會很具體的顯現出來，而產生種種的幻相。不瞭解的人會執以為真有魔、有鬼、有蜘蛛要來吃你，這樣的想法其實就是因為不夠冷靜面對事情，更說明了心靜的重要性！

其實在靜坐時，心情因為開始平靜，漸漸地會產生與一般情緒不同的效應，然而當這樣的感覺產生後，有人卻感覺自己靈魂出竅。於是有人問：「打坐時，靈魂會出竅，該怎麼辦？」

遇到這種狀況，有些人內心會產生惶恐、害怕，導致心底產生許多虛幻的假象，甚至覺得自己是靈魂出竅！直到打坐時蜘蛛跑出來，才發現都是自己內心所示現的。然而，這其實有自我治療的方法，如果是信佛的人，就想觀世音菩薩坐在你頭頂上。若是信耶穌基督者，就想耶穌基督站在你頭頂上。

武功祕笈 POINT

靜坐時，讓自己的腦袋與心境一片空白

有人認為，在靜坐時，如果心中想著事情，靈魂出竅的機率往往會提升。但是卻不能說是很確切的靈魂出竅，因為這一切都是因為心理作用。潛意識中還沒完全清澈，便會讓自己在靜坐時覺得有怪異的東西，例如小故事中所說的蜘蛛。

其實我們在產生是否會靈魂出竅的疑惑時，最佳處理方法就是在靜坐、打坐時，讓自己的腦袋與心境一片空白，因為是靜坐，所以只要虔心想著自己靜坐就好。把心清空，久而久之，這樣的困擾也不會太頻繁的出現在打坐過程中。

總言之，有信仰的人，跟著自己的信仰並且相信之，心情就可以安寧下來了。若真有脫離感，就想其實會有一個東西把它蓋住，如此兩股心理的力量互相抵消，事情就解決了，就不會感到惶恐、害怕了。

靜坐時為什麼會身體晃動？

靜坐的人如果遇到身體或是脖子會有上下左右搖擺暈眩的現象，其實不用太害怕，因為這只是靜坐的人，氣血不通所導致的症狀。要擔心的，反而是有些人一旦靜坐就開始胡思亂想、神經緊張、意識作祟而產生的全身不規則顫抖，像這樣的情形對身體及心理是有害無益的。因為我們只要心情緊張、精神驚懼時，就會破壞身心的平衡，甚至傷

害到自己的健康。除非有老師在旁邊指導靜坐，否則就可能需要停止靜坐一段時間，因為這已是進入反常的現象。

有些人靜坐時感受到身體的晃動就大驚小怪，還以為是神明附身，祈求神明指示明路，其實這只是靜坐時氣在身體流動的開始，千萬不要以為神明附身！況且，既然沒有老師指導，如果又好奇迷惑，在全身顫抖晃動的情況下，這樣的靜坐是很容易受到干擾的。

所以，我們在此特別提醒想靜坐、準備開始靜坐之人，如果想要在靜坐之中，求玄、求虛、求神通、求感應的人不要靜坐，否則走火入魔就得不償失了。

不過就道家的說法，身體搖擺與氣動只是氣機在肌肉中流動，如果經常讓氣機在肌肉中流動，真氣反而不能走入正軌的「任、督」兩脈，使周天自然運轉，這是一件很可惜的事。就佛家來說，氣脈通不通與開悟並沒有絕對的關係，身心的健康常常可超越氣脈的控制，而得真正的自在。所以氣脈開通並不是必須的，只是道家的方法之一而已。

為什麼會談到身體搖擺與所謂的氣動、靈動呢？因為身體搖擺與靈動已使靜坐的人產生畏懼，也使許多教導靜坐的老師們頭疼不已，所以才有人開始分析靈動的神祕，使有心靜坐的人，不要因為身體一搖擺就以為走火入魔而不敢靜坐，也不要以為靈動就是神明的附身，故意去加助它的靈動。

武功祕笈 POINT

靜坐後，身體搖擺一陣子便會消失

所以其實靜坐的人，除了學會靜坐的工夫之外，平常修身養性、助人為善，多看經典書籍提昇智慧也是必要的。如此一來，靜坐後，遇到身體搖擺晃動也不必緊張，因為那只是靜坐後的現象，只要過一段時間便會自然消失。

所謂「走火入魔」的真正原因，並非因靜坐引起，常常是靜坐的人心理有某種壓力積鬱心中，產生憤懣不平與恐怖，造成精神過度緊張的原因。這種人其實就算不靜坐也會發生，只是剛好在靜坐時發生而已。所以只要身體搖擺的力量不大，能夠控制的情況下，都沒什麼關係的。

但是如果靜坐的人會心裡驚慌，不如暫停一段時間不要靜坐。有些人滿腦子都是妖魔鬼怪，最好就停止一陣子，不要靜坐了，因為心中的不平衡會引來驚懼與恐怖，如此一來，靜坐的益處反而不存在了。

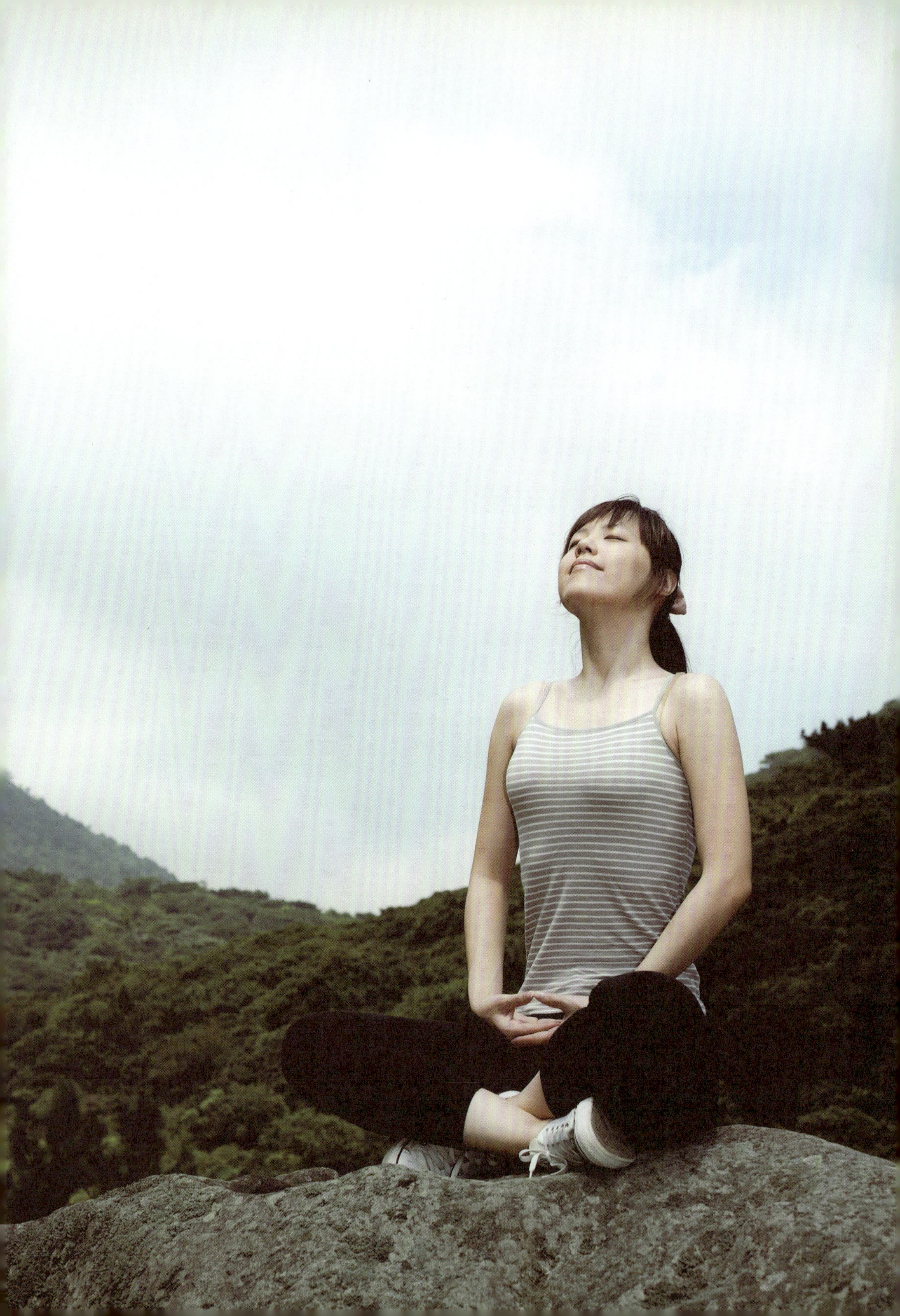

Part 2
靜坐的好處

靜坐是古老流傳久遠的修身養性大法，
能夠防治疾病、有助靈性提升，
對於生理及心理都有莫大的幫助，
自古以來即有長生不老之說。

流傳久遠的修身養性大法

從古至今，就有許許多多的野史或文獻中有提到與靜心打坐有關的文章。

傳說，在彭祖的時期就有打坐等的養生方法引入，據《列仙傳》載述：「彭祖，殷大夫也。曆夏至殷末，八百餘歲，常食桂芝，善導引、行氣。」文中，導引、行氣，就是和靜坐養身一樣的道理，不過彭祖活到八百餘歲算是非常誇張的說法！

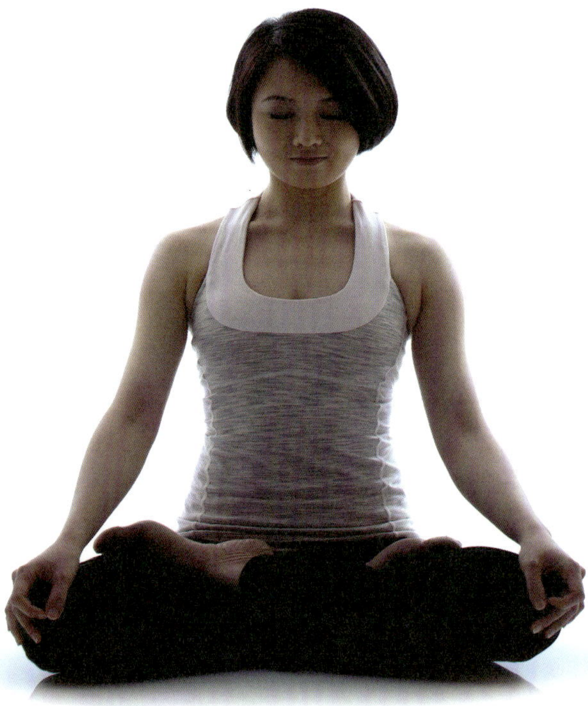

之後，中國的儒家將靜坐視為「靜能生慧。」把靜坐變成理學的必修課，而且老師通常會要求自己的弟子半天讀書，半天什麼都不做，專心靜坐，期許在靜坐的期間悟得真理！宋代大儒朱熹就曾告誡弟子：「當靜坐涵養時，主要體察思繹道理。」

不只中國，其實國外也有類似的境況，在印度，靜坐功瑜伽是印度本國的一個學派，他們的靜坐模式就是閉目端坐、全身放鬆、控制呼吸，達到人靜狀態的一種方式。印度裔美國籍的物理學家瑪哈里希更創編了自我調整身心的新方法——超覺靜坐。

靜・心・小・語

超覺靜坐的好處

雖然我們不懂，也看不見所謂的超覺意識狀態，不過之後有科學家也做了類似的實驗，結果發現人在靜坐時，全身肌肉放鬆，心跳頻率、呼吸速度，大腦的電波起伏不但緩慢，而且高低有序，消耗氧氣的量也減少、基礎代謝也慢慢降低，進而受測者的免疫能力也慢慢增強、全身小血管舒張，血中腎上腺素與其他緊張激素下降、大腦皮層處於保護性抑制狀態，皮層功能同步化增強，這樣的生理狀態證明「靜坐」對於強身、健體、養身有絕對的效益的！

後來也有一些實驗，也漸漸證明靜坐對腦力勞動者防治精神官能症、頭痛、失眠、高血壓、冠心病及排除心理障礙等，均有良好的作用。這陣子更有人提出，靜坐還有增強消化功能、耐寒能力及潤澤肌膚的美容功效。

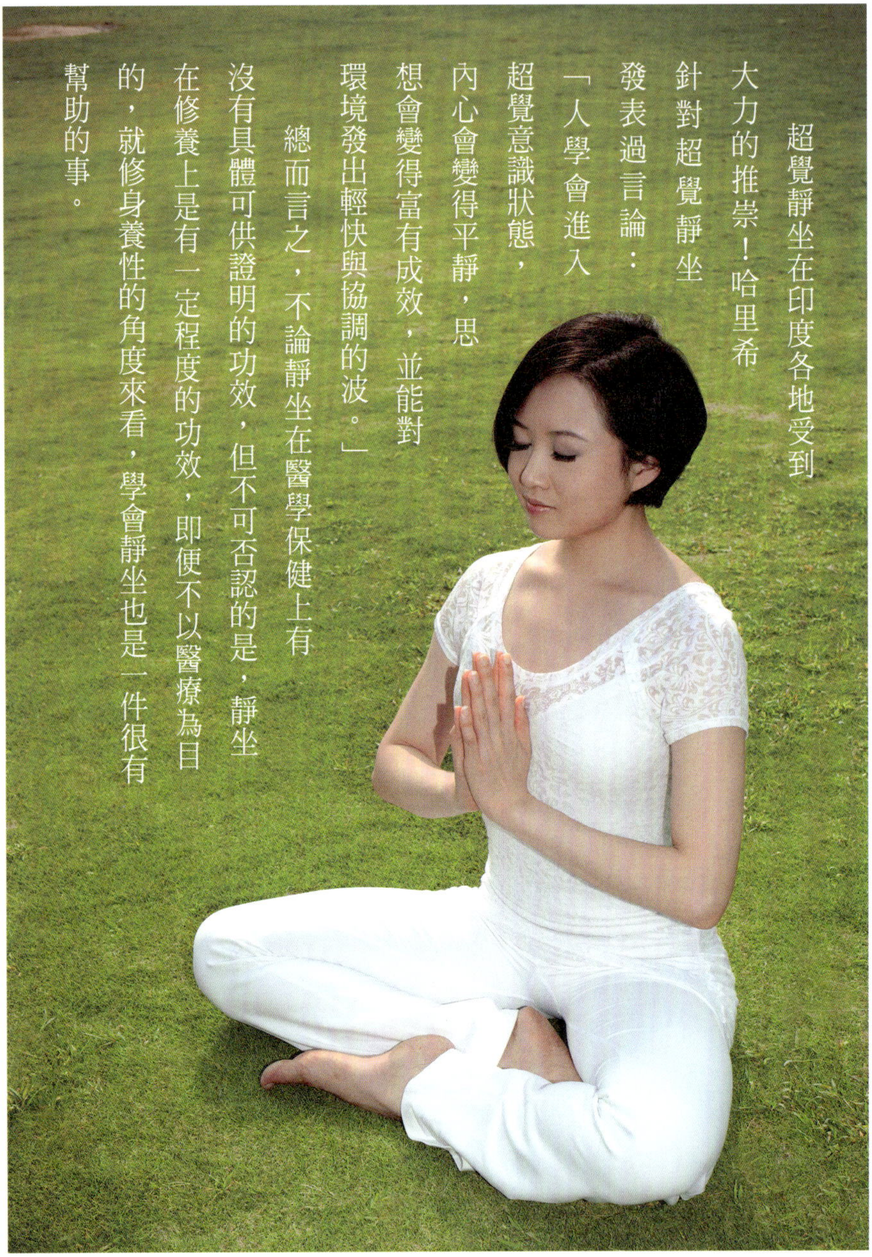

超覺靜坐在印度各地受到大力的推崇！哈里希針對超覺靜坐發表過言論：「人學會進入超覺意識狀態，內心會變得平靜，思想會變得富有成效，並能對環境發出輕快與協調的波。」

總而言之，不論靜坐在醫學保健上有沒有具體可供證明的功效，但不可否認的是，靜坐在修養上是有一定程度的功效，即便不以醫療為目的，就修身養性的角度來看，學會靜坐也是一件很有幫助的事。

靜坐能夠防治疾病

靜坐不但能讓身心靈獲得真正的沉澱與寧靜，同時面對外面與內在的壓力時，靜坐對疾病的防治也有良好的功效。

俗話說：「病由心生」，有時生病不是因為生理機能的降低，或免疫力的失調所引起，而是內心的不安導致種種生理的病狀。發明「性理講病法」的王鳳儀先生也說：「人的性是管命的，心是管身的，藥能治身病，治不了心病。話是開心的鑰匙，若說中病人的心坎，病就會好，人能把心放下，病就可不藥而癒。」所謂人是什麼個性，就會產生什麼疾病，中醫的理論則是七情（喜、怒、憂、思、悲、恐、驚）中也有怒則傷肝、憂則傷肺、思則傷脾、恐則傷腎類似的言論與觀點。

另外，過度相信現在的醫學權威與依賴醫藥，也會剝奪我們身體自然痊癒的能力。現在這個時代有個觀念也指出，疾病也有它正面的意義，代表一種轉變的新契機，它是來自內心的訊息，表現在身體的苦痛上。如果我們有衝突卻不檢視、有渴望卻壓抑、有壓力也不舒解，身體久而久之就會出現疾病，喚醒我們對於身體的注意力，驅使我們轉變與成長。

病痛就像賊，心則是其中的王，若要擒賊就必須先擒王！當身體有病症產生時，不妨平靜下來問問自己：「造成這個病症的原因或思想是什麼？」進而調整自己的思緒，慢慢打開內心的門窗，這些更可以利用靜坐達成並且平靜心靈。

總之，身體的病痛可以追溯到思想與心靈的源頭，各種病症的產生都與個性息息相關，怨恨、斤斤計較、吹毛求疵……等都是造成疾病最大的理由。

武功祕笈 POINT

為什麼靜坐對疾病有正面的影響力呢？

現代的醫學發現，身體健康與我們的心靈密不可分，也就是說，身體的病痛和我們的思想和感情息息相關，早已經不再是「頭痛醫頭，腳痛醫腳」的舊式醫學觀念了，而是身心統合治療「身、心、靈」的整體資源。

我們根據「你所創造的實相」原理發現，疾病並不是單純由外來的病毒或沒有理由突然的病變造成，它其實是由我們的心念、心所想所「創造」出來的，往往和我們負面的情緒或情感有密不可分的關係。因此靜坐能消除我們的雜念，讓身心恢復健康狀態，發揮正面影響。

生理狀況所代表的個性特質

十二指腸潰瘍

代表你的責任心重，什麼事都要自己扛，表現得好像自己很能幹。理想高，但個性急躁，自以為是。

肝功能差者

代表你的好勝心強、不服輸，日以繼夜的不斷工作，聰明好學但固執，容易生氣且也有工作狂。

便祕者

代表你的心情不開朗，對一件事總是耿耿於懷，掛在心上卻放不下。有些時候對於某種關係或某種感情過度的依賴，或對某些事物有強烈的

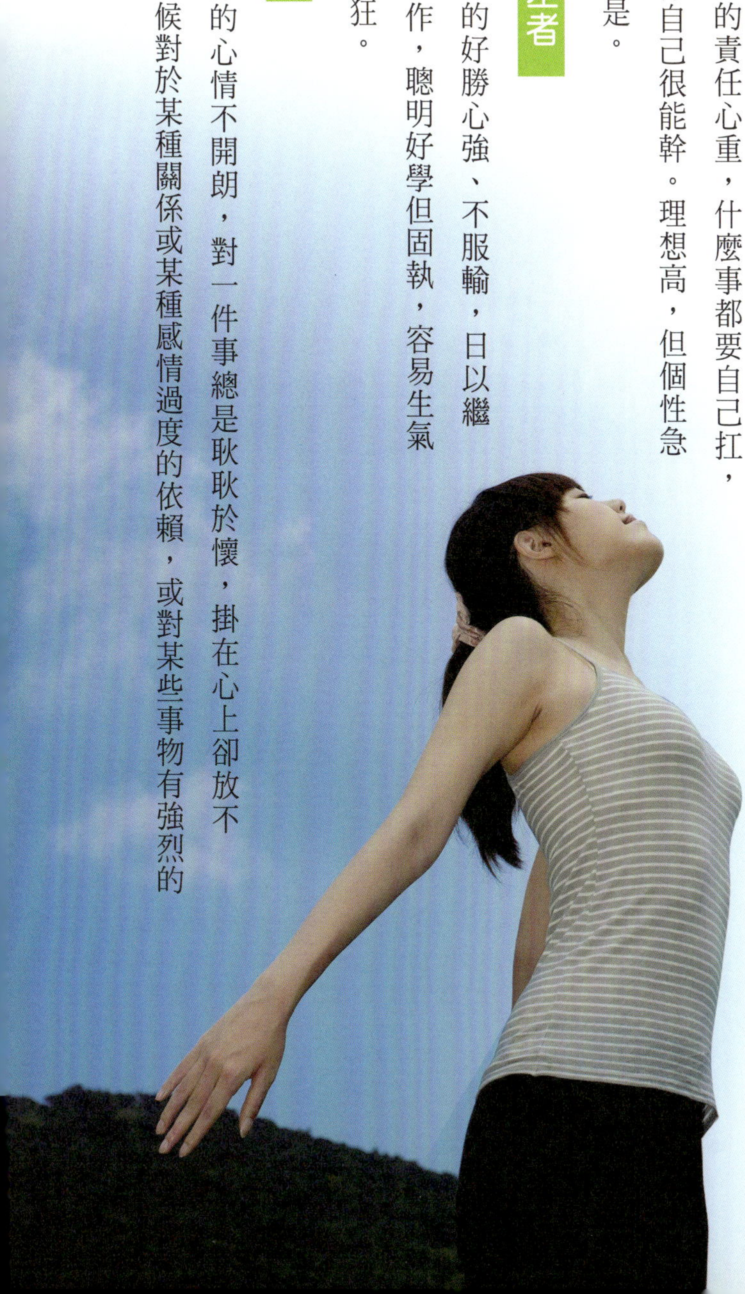

占有欲。

頭痛者

代表你的個性容易衝動，每一件事情都想要一口氣做完而且不肯善罷甘休，容易造成神經質或緊張的個性。

腦中風者

代表你看起來溫和，個性中規中矩，但是卻不知道變通，也挺固執。

腰痛者

代表有心事卻不肯說出來。

風濕關節痛者

代表你凡事喜歡批評，或喜歡挑剔別人做的事。

皮膚癢者

代表你固執己見，心情總是不開朗……等等。

由上述可以知道，疾病往往由自身的意識所造成，長久的憤怒與排斥更可能引發癌症等重症。若要防止疾病的發生，就應該先疏導這些消極的思緒，而「心理的寧靜」是去病的良藥。試著讓自己沉澱、改變自己的個性與脾氣，並且學著去包容、原諒他人，那麼你不但可以從病痛中走出、不藥而癒，還能獲得真正的快樂。

靜坐與生理的關係

從以上的內容可以瞭解，不同的個性會造成不同的心理層面，而不同的心境又會影響生理，因此從內而外改善個人心性的靜坐絕對與我們的生理狀密切相關。不過，我們這裡不談複雜難懂的生理學，只列舉大家最容易瞭解的神

武功祕笈 POINT

靜坐調節混亂的神經

大腦反射沒有停止時，容易擾亂，不但讓心理無法安寧，而且還會影響到身體。例如，做一件祕密的事情，突然被人揭穿，必然會面紅耳赤，又好比說如果碰到意外的驚恐，臉色一定鐵青，這就是情緒影響血管，慚愧時會血管舒張的原因。這樣的例子有太多太多，我們在大腦反射雜亂時，只有從靜坐下手，反覆練習，才能慢慢調整好整體。就像古人說「天君泰然，百體從令」，就是這個意思。

經、血液、呼吸、新陳代謝四種來說明靜坐如何影響我們的生理狀況。

神經

神經反射有無條件反射與條件反射兩種形式，「無條件反射」指的是先天性的，不用學就會的，也是比較簡單的。好比說，物體接近眼睛時，眼瞼一定會做快速關閉的動作；鼻孔受刺激引起打噴嚏；喉嚨受刺激時會咳嗽或嘔吐等，這些都是無條件反射。

無條件反射絕對不夠應付生活上千變萬化的環境，但積聚許多無條件反射，由大腦皮層作用，就可以前後聯繫起來成為「條件反射」。例如「望梅止渴」的反應，是來自於梅子味是酸的，吃了嘴巴會流口水，這是屬於無條件反射，後來看見梅子，不用入口就可以止渴，這就是「條件反射」的表現。

這樣一來，我們對內外一切事物的反應範圍就可以擴大很多。如今我們的思想不斷在發展，又有語言、文字當做第二個信號，去代替實際事物的第一信號刺激，這樣條件反射就可以達到無遠弗屆的範圍了。

血液

血液是我們生命的根源之一，循環全身並且沒有停止過。這個循環系統包含了心臟與血管兩大部分：心臟是中心機關，身體各部分的紅色血液都從心臟輸出，同時各部分

靜・心・小・語

按脈搏前顯瞭解病因

病因分內在與外在：

＊內在

（1）內臟雖然統轄於中樞神經，受脊髓神經及交感、副交感神經的支配，與大腦是間接的，疾病潛伏時期，引起異常反射，血也不正常的流動。

（2）一般人全身的血量大半儲藏於腹部，腹部筋肉柔軟無力，有時不能把血逼出去，以致多方淤血，使其他各部位也跟著失調。

（3）我們不能隨意的直接指揮內臟器官，血液如果有所停滯，不但不知不覺，就算知道也只能等疾病發生後請教醫生，別無他法。

＊外在

中暑、感冒、外傷等的物理的和化學的刺激，使血液循環失調，比內在原因更明顯。

靜坐的功夫便是把全身的重心都放在小腹的位置。久而久之，小腹的肌肉會強而有力、富有彈性，就能逼出局部淤血，返回心臟，並且內臟的感覺漸漸靈敏，偶爾有失調也可以預先知道，因此血液循環就會好很多，自然就不太會生病。這種醫療預防法，比較在疾病發生後再去求治，其功效是不可比擬的。

的暗紅色血液也會回歸到心臟。

當身體某一個部分非常強烈的活動時，這部分的血液循環就會特別旺盛，以集中多量血液，例如吃飽的胃部血液比較集中，運動後則是四肢充滿血液；反之，在活動少的部分，血液的容積就比較少。這樣一來，在一個健康身體的各部分，在一定的時間內所得到的血量，既不匱乏也不過多，才能保持正常的循環工作。

血液之所以能流到全身、繼續不停，固然是靠心臟與血管的舒張及收縮，但必須在一個重點的領導之下，才能沒有偏頗的毛病；擔負這個領導的就是中樞神經，尤其是大腦皮層。血液循環一停滯就會生病，所以不論中西醫診斷時，必定先按脈搏瞭解病因。

呼吸

呼吸對人們的生活機能可說是最重要的！人們都知道飲食維持生命，不飲不食，就會飢餓口渴以致死亡，不過呼吸比吃飯更重要！

當吸氣時，空氣從鼻孔經咽喉到氣管，然後到支氣管後通到肺部；呼氣時則相反。呼吸時氣的出入，雖然也有氮氣與水蒸氣夾雜在內，但是無關緊要。主要的是在吸入氧氣、呼出二氧化碳，使靜脈中的血從缺氧變成充氧，再輸入動脈，所以血液循環全部都靠呼吸來幫助。而一呼一吸叫做「一息」，人們生命寄託在此，一口氣不來便得死亡。

靜坐功夫正對這生命的本源下手。古往今來，不論是醫生、宗教家都要練習呼吸，靜坐的初步入門也就是「呼吸」，練到成功，靜坐就學會了一半！

新陳代謝

在生物學中，新陳代謝是各種生物的共同特徵，也是最基本的生活特徵，同時還是生物與非生物最重要的區別所在，乃至現在進化到了人類，新陳代謝更是基本的生理活動。人體的身體結構已經變得相當複雜，新陳代謝所需要的養分與氧氣，都必須經過一套極端複雜的過程，才能到達組織、系統；而組織中的新陳代謝所產生的廢物，也必須經過複雜的過程才

武功祕笈 POINT

新陳代謝的過程

新陳代謝的過程分為兩方面：一是組織代謝，包括身體組織的建設與修補，和能量來源的儲藏，尚未成年的人發育沒有完全，建設的方面比較多；已成年的人發育完全，則修補方面較多。二是分解代謝，包括組織的分解以及能量原料的分解，不管哪一種分解都要產生動能、熱能；熱能產生後，一部分用來維持體溫，多餘的就會迅速排出體外。這樣說起來，新陳代謝的過程包括兩種連續而不可分的步驟：一種是組織或養料的合成與分解，新的時時刻刻在產生。

靜坐能使中樞神經平靜，發揮它的指揮功能，使血液循環優良，呼吸調整，幫助新陳代謝作用，效力其大無比。

能輸出體外。上述所說的血液循環與呼吸，其實就是完成新陳代謝這段過程的輔助活動，而中樞系統更是保證新陳代謝作用在各種過程中能夠順利進行所必須的活動。

靜坐對心理的幫助

靜坐的過程中在上述有提到對於生理的影響，不過追根究底，靜坐追求的最高境界，莫過於讓自己的心靈獲得一種寧靜。現在的文明社會，所謂的「文明病」愈來愈多，說穿了就是因為現代人無法讓自己的腦袋跟心靈好好休息。

在都市生活中，每個人忙著追求更好的發展，謀求更好的職位，不管白天黑夜都過得很倉促，這樣的忙碌讓人完全無法休息。然而，在鄉村的生活也沒有比較快樂，現在的鄉村產業在產業轉型還沒完全之前，待在鄉村產業中的人們反而更容易慌亂，害怕自己不知道下一餐在何處、擔心自己的小孩待在鄉村中跟不上別人，甚至對M型社會感到非常憂慮。

正因為如此，不管哪個地方的人們都開始過得慌亂不安，每天都有煩惱，無法休息，甚至連覺都睡不好。而靜坐，會是一個很好的方式。

每天花五分鐘，讓自己完全的沉澱下來，讓自己獲得短暫的休息。對於心靈的幫助最基本的，便是讓自己的內心淨空！內心淨空了，才有「心情」去做下一步的打算。

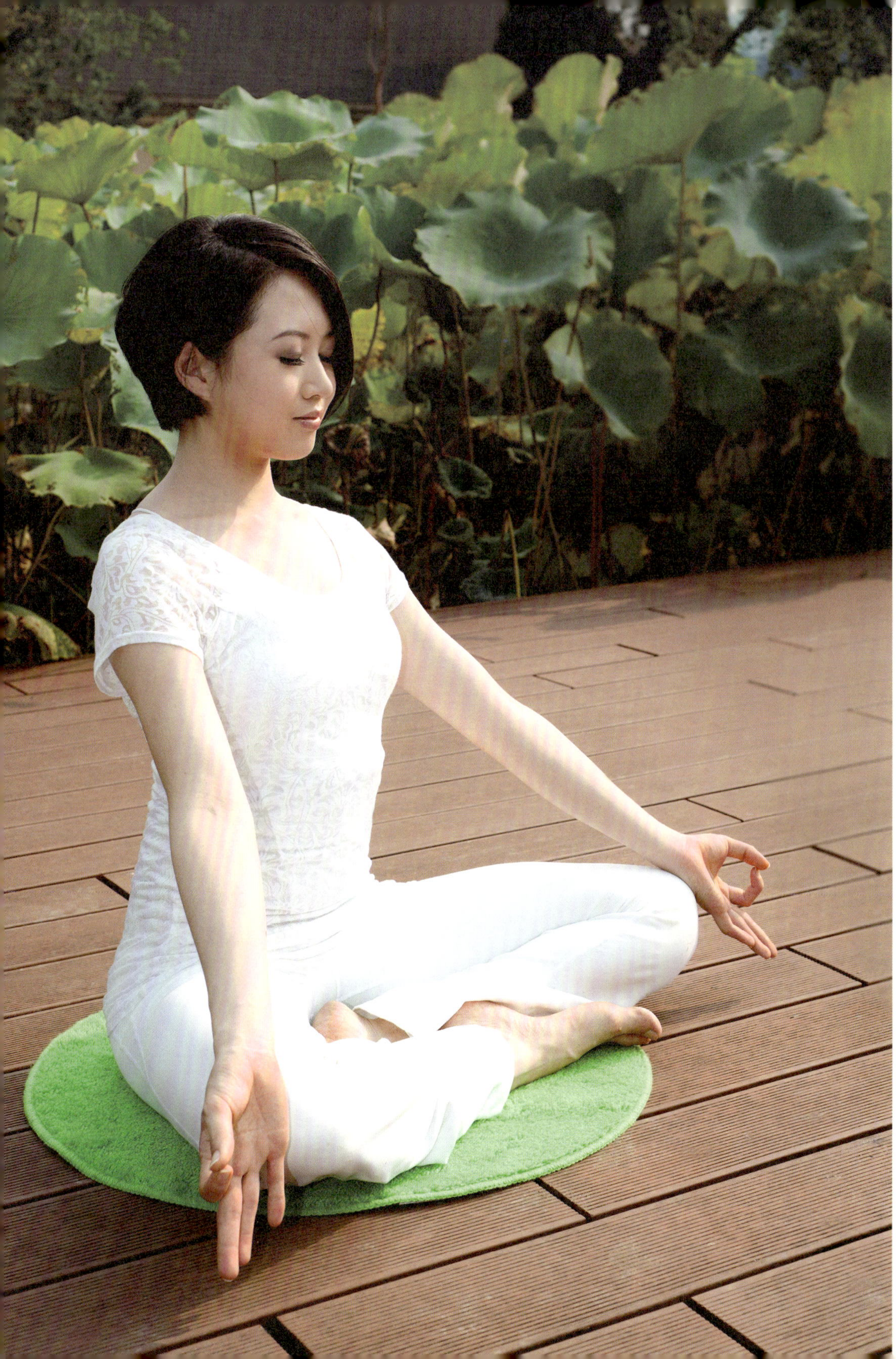

靜坐有助靈性提升

靈性，在人們心中的定位是什麼？

有人說，靈性是指一個人的精神，也就是精氣。也有人說是指人的聰明才智，和對事物的感受和理解能力；更有人解釋為對宗教的悟性，還有人說，靈性指的就是人的靈魂。簡單的說，一個死氣沉沉的人跟一個眼神靈活、晶亮的人，差別就在於這個人內在的靈性。

有靈性的人就像通透的寶玉，能吸取日月的精華以潤其身；沒有靈性的人則像頑石一般不可點化。例如一個人對事物的領悟力和感受力，甚至對周遭事物的觀察能力上，只有著像比干一樣的七竅玲瓏心，才能一眼就洞悉事物的本質或重點，並迅速做出適當的反應或選擇，沒有靈性的人則是終日慌忙卻一無所為。

我認為靈性的本意更接近佛教所說的「慧根」，是關於一個人的本質。有的人很幸運天生就擁有這種本質，但是人生一世我們都能在世修行，如果沒有靈性，我們可以每天都有意地培養自己變得更能洞察事物，長久以往，自然也能陶冶出靈性。

其實說穿了，「靈性」就是來自於保持心靈內部的平衡。因為在平衡的心理中沒有所謂「情結」的存在，真正的安寧與靜謐才會真正降臨。

然而，靈性的成長是不需要像其他學習方法一樣，一步一步、循序漸進的成長過程，靈性的成長可能是即刻發生。例如想一個你很想立即擁有的品質，像是內在的寧靜、更好的專注力或更多對自己的愛，你認為需要多久才能培養這個品質？你不需要等上一年、五年或一生。你可以立刻增加你對這個品質的體驗。

還有很重要的一點，有關於靈性成長很重要的部分，就是：把生活過得很好！

靈性成長是學習讓你的生活處處順利，從你的人際關係到職業生涯。當你把靈性的光帶進你做的每一件事，把愛帶進你所有的活動，並且把每一個經驗變為成長的機會。

剛開始時，你的靈性成長也許是你偶爾關心的事。當你繼續旅程，它會變成你生活中愈來愈重要的一部分。你會開始把你做的每一件事，都當成自己靈性成長的一個機會，就連你的日常活動，例如洗碗盤、開車上班或其他例行事務，都能提供你成長的機會。

問問自己能否完全地處於當下，全心全意地專注於自己在做的事？你能從新的和更高的層次看自己的想法，而把它們轉變成更正面、更提升的思想嗎？你能讓頭腦一次只做一件事，或從心裡送愛給周圍的人嗎？你做的任何一個活動，不管有多麼世俗，都提供你一個以更高的意識狀態做它的機會。

剛開始，你的靈性進步可能不明顯。隨著時間繼續，你回到或停留在較高意識狀態的能力會增加。你的洞見會愈來愈多，加速成長也來自你接納和愛自己現在的樣子。

靜・心・小・語

靜坐可以讓靈性純潔

有些人認為，當自己更進化和完美，就會更愛自己。靈性成長來自於愛自己現在的樣子，而不是因為你還沒有達到想像中的理想與完美就責怪自己。你現在就很完美，開始更常發現自己的美好。欣賞那些你做得很好的事，認出那些你真的很喜歡自己的時刻。肯定自己，不要為難自己、跟自己過不去。靈性成長並非你努力達成的事，它來自你保持前進，並明白：「每一件發生的事，都是你的靈性成長的一部分。」

靈性的成長過程既然無法像學習一般事物一樣循序漸進，而是要透過轉換自己的心情、花個時間，何不每天靜坐五至十分鐘，讓自己不用透過跋山涉水尋找完美的環境，自己的內心便可創造出毫無負面能量的一切。從靜坐中，讓靈性可以純潔，可以到達另一種成長後的更好境界。

靜坐和長生不老

從先秦時代開始，就有人開始「煉丹」，為的無不是希望可以延長壽命，甚至可以到達所謂「長生不老」的境界。也因為不管是君王、學者或是一般平民老百姓都希望得到這種方法，也間接構成各個宗教信仰的學術根本，例如西方的極樂淨土、天堂，東方的大羅仙境等等。然而，千古以來，眾家對「長生不老」的說法常常出現謬誤。直到嵇康提出《養生論》這本書時，才對長生不老又有進一步的見解。但是，在《養生論》中說到，靜坐等的修行可以使人長生不老，這樣的說法，我們將在以下做說明。

在此，所謂「長生不老」的意思並不是指「長生不死」。我們都知道人類與各種生物必定經過死亡的過程，所以「長生不死」的論述實在太過於虛構。「長生不老」在這裡的定義其實是「祛病延年」引申之後意思，一個人瞭解許多養生必要的學識，使自己活著時，無病無痛，快快活活的活著，萬一到了死時，既不麻煩自己，也不拖累別人，痛痛快快地死去，這便是人生最難求得的幸福。如此一來，「長生不老」的可理解性也被提升了不少，不會有「肉體不死」的概念出現。

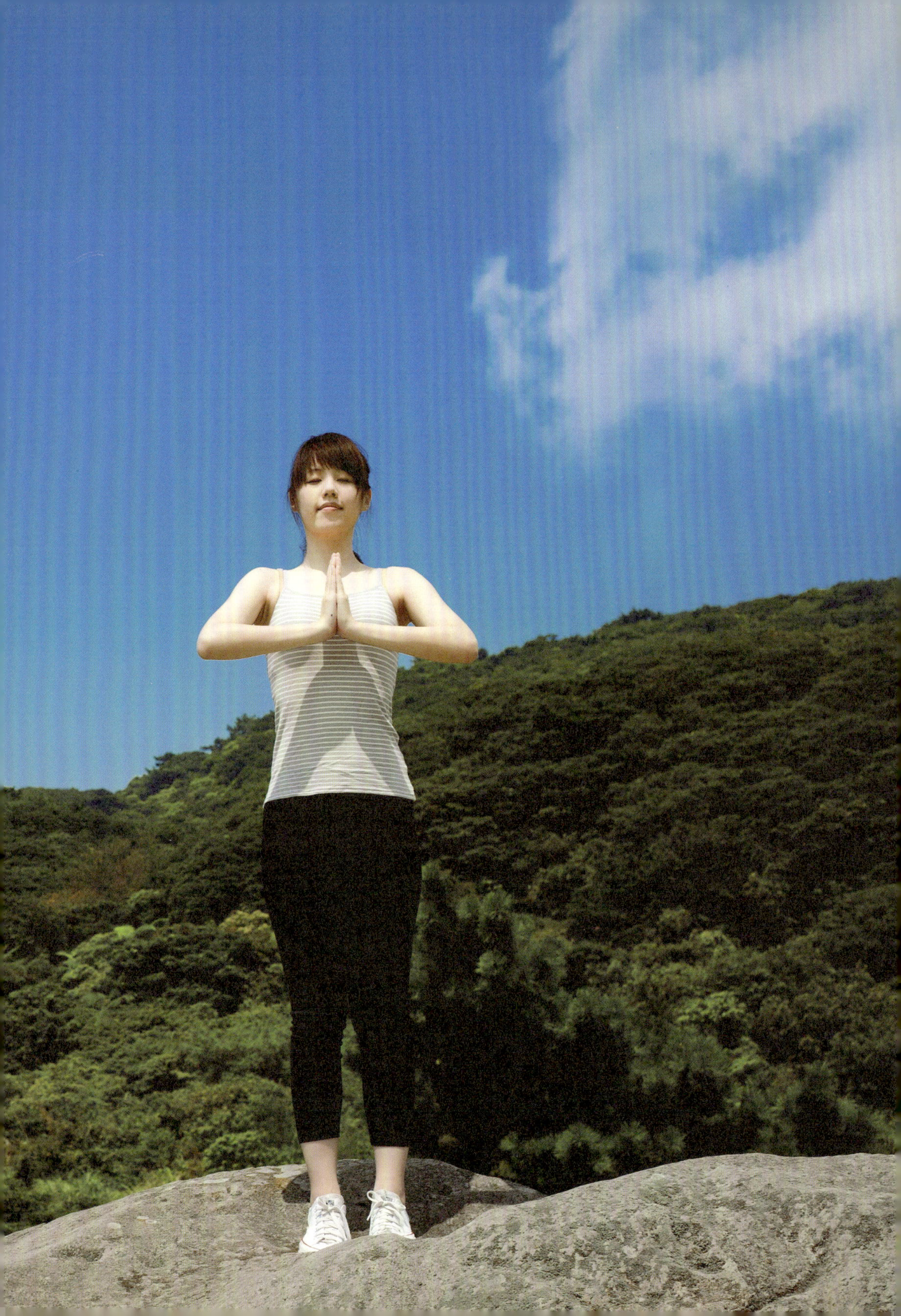

靜・心・小・語

靜坐使身心靈獲得真正的修養與寧靜

靜坐與長生不老最大的關聯就在於，靜坐使身心靈獲得真正的修養與寧靜。然後，又誠如前面所說的，靜坐對身體的臟器有很大的幫助，可以讓人達到「祛病延年」的目的。所以在這裡，我們用不同的方法解讀「長生不老」，也讓讀者可以更明白「靜坐」與「長生不老」其實是相互有關係的！

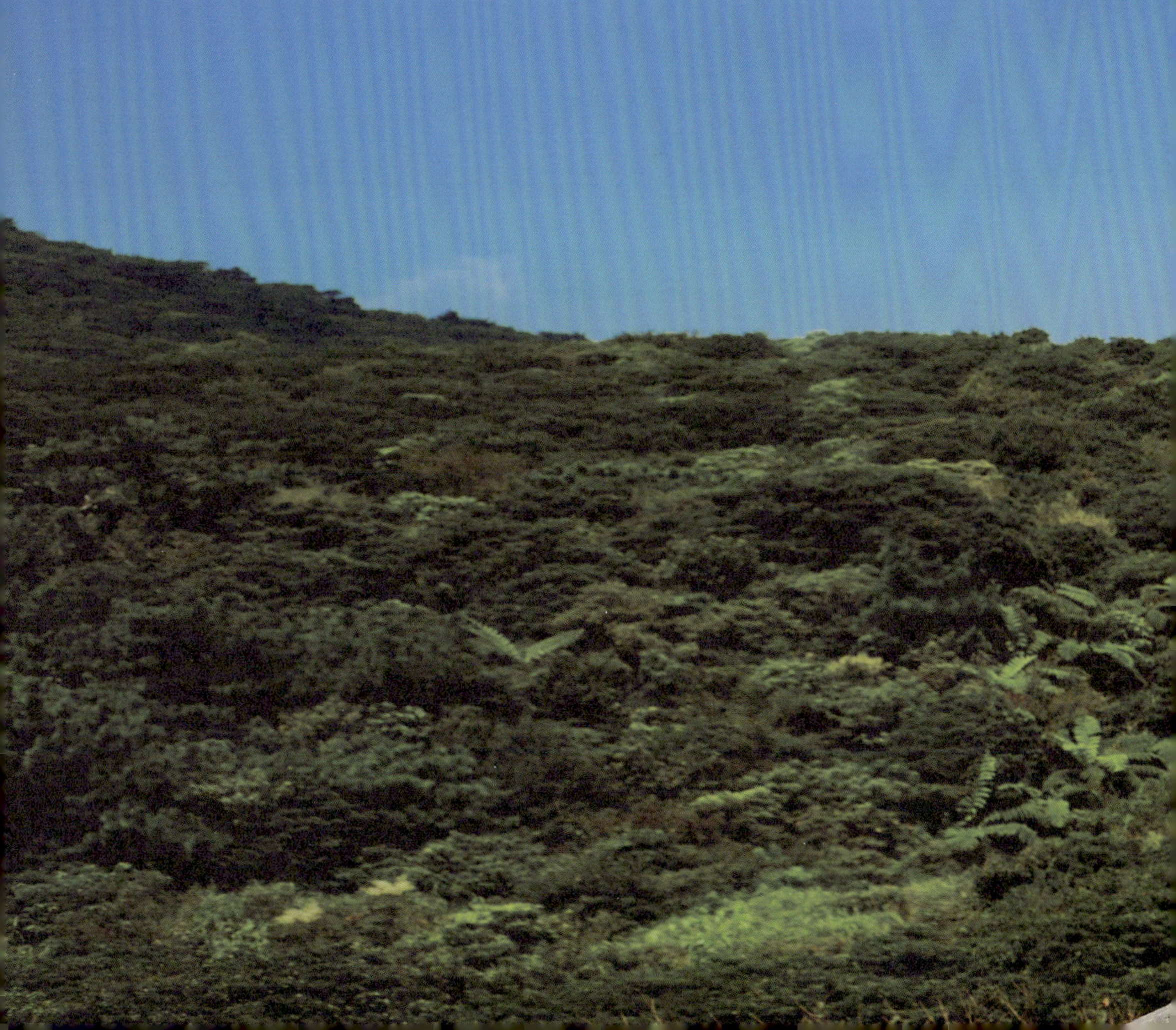

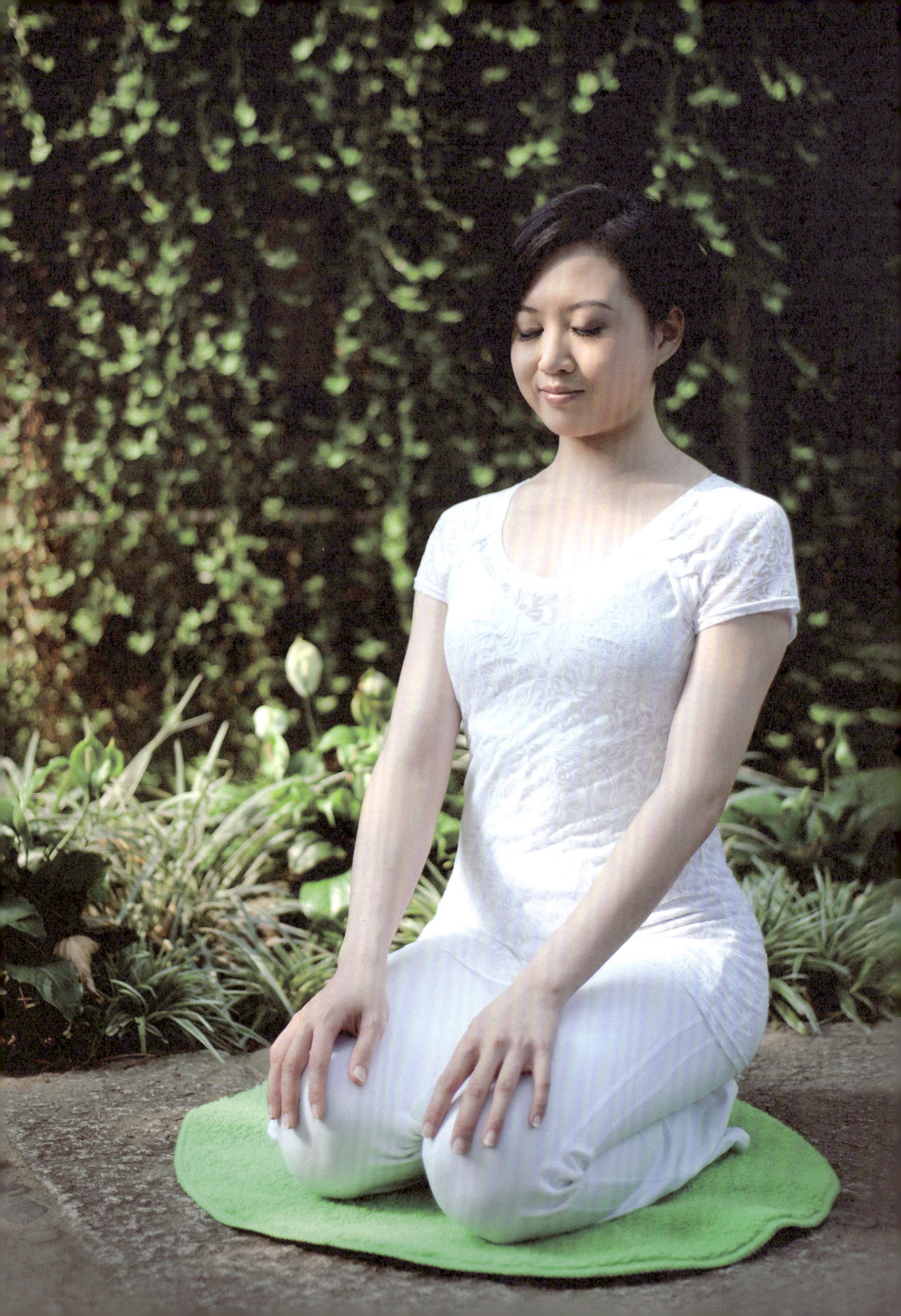

Part 3
調養生息兼強健體魄

靜坐對於內在卻蘊含了很奧妙的「氣」的反應，
可以清除脾胃宿疾、提升免疫力、
遠離心血管疾病、解除慢性疲勞。

「經絡」是個很神奇的東西，從小說、電視劇等有關武俠類的東西中，常常提到「經絡乃習武之人之根本」，大多數的練武之才都必須靠著運用內力讓所謂「任督二脈」通暢，才能達到武術的高超境界！不過既然談到經絡與靜坐間的關係，我們就必須從中醫的角度來理解經絡，甚至理解經絡與靜坐間的關係。

在中醫的角度中，靜坐最讓人重視的莫過於「氣」的運行。然而，「氣」在一般人的想法中，是一個極度虛幻且抽象的東西。雖然現在覺得抽象，但是其實在中國幾千年來的歷史脈絡中，已經被很清楚的記載在古籍中！

在中國古代，氣的系統大致可分成二支，一支即成為中醫的系統，一支則形成道家修煉的系統，這兩個系統也是中國幾千年以來最常談論到「氣」的兩個系統。道家修煉屬於比較不明確的、較為虛玄的；但

靜・心・小・語

靜坐啟動氣的樂章

氣的循行在現今的研究裡已不再虛玄，甚至現在連十二經絡氣的道路也被研究證實。就以人體結構，以中醫角度而言，氣的運行是一種自然存在的系統，它本身就是日復一日、周而循行的系統，此系統平時是一個維生系統，但是如果進入靜坐的狀態時，卻可能變成另一個生命轉變的系統。

是中醫系統講究的是陰陽氣血平衡，以氣的角度深入養生與治病，談起來較為實在！雖然就算引到今日還是讓人覺得抽象，但是其實科學家的研究中，「氣」的討論已經邁入了一個科學化以及物質化的境界。

氣循行的通道，中醫稱之為「經絡」，經絡系統是人體內溝通表裡內外，聯繫上下左右，網絡周身前後的系統。其中在中醫醫學中所提到的「經絡」，以十二經脈為主體，包括奇經八脈、十二經別、十五絡脈，為人體氣血的通道，還包括以十二經脈循行部位所劃分的十二經筋、十二皮部等等的分門別類，下面會做詳細說明。

然而，從中醫醫學的角度觀察「氣血」在身體中的運行，不難看出一般在靜坐、打坐時所產生的「氣循反應」。現在我們如果從靜坐，從本身的「氣」的鍛鍊中，強化身體經絡的循行，一天又一天的持續著、累積不斷的強化調理中，漸漸的打開所謂的「任督二脈」，讓身體一天比一天健康，一天比一天強壯。

就一般外觀的動作來看，我們一般人常以為靜坐就只是個單調的、枯燥乏味的外在行為而已，但是其實靜坐對於內在卻蘊含了很奧妙的「氣」的反應。我們可以從靜坐與經絡的關係慢慢看出，靜坐這樣一個「坐著」的行為，可以讓人隨著日積月累的慢慢調整，久而久之會看出讓人難以言喻的轉變！這就是靜坐其奇妙的地方，也是靜坐與經絡之間對身心靈影響的結果。

人體經絡簡圖

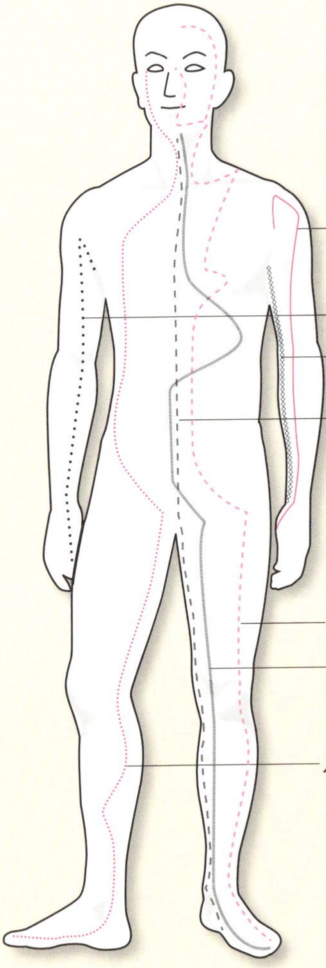

十二經脈分布部位簡表

十二經脈	內部
手太陰肺經	屬肺，絡太陽
手厥陰心包經	屬心包，絡三焦
手少陰心經	屬心系，絡小腸
手陽明大腸經	屬大腸，絡肺
手少陽三焦經	屬三焦，絡心包
手太陽小腸經	屬小腸，絡心
足陽明胃經	屬胃，絡脾
足少陽膽經	屬膽，絡肝
足太陽膀胱經	屬膀胱，絡腦、絡腎
足太陰脾經	屬脾，絡胃
足厥陰肝經	屬肝，絡膽
足少陰腎經	屬腎，絡膀胱、絡心

人體經絡簡圖

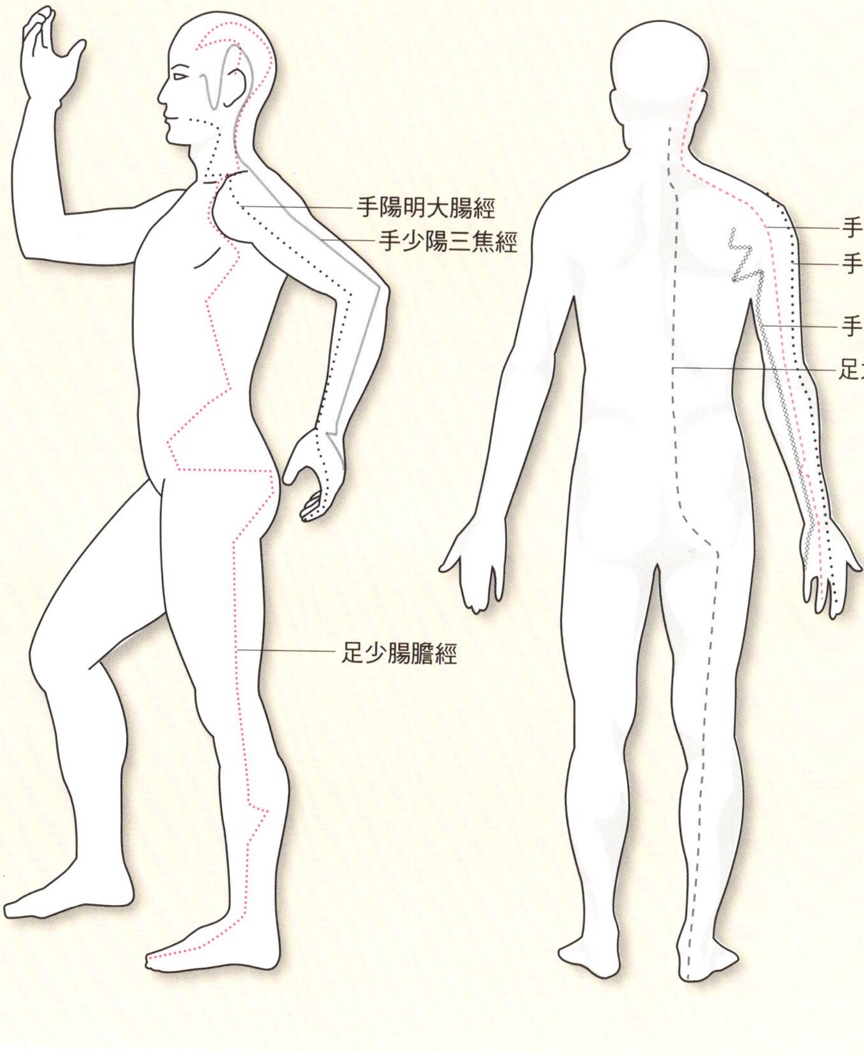

清除脾胃宿疾

從前面的篇章、章節中，我們不斷的在靜坐的議題上討論著，「靜坐」最終的目的，不是為了有病治病，如果是，其實靜坐並不會使病情馬上好轉，必須立即去看醫生才會有一定的療效。在這裡之前，我們的目的是，透過上一章提到經絡與靜坐之間的關係，再往外延伸到，我們每天在庸庸碌碌的生活中，如何從「心」出發，從每天靜坐幾分鐘的時間，讓自己獲得真正的心靈沉澱。不過以下的篇章，我們將開始討論，靜坐究竟對哪些身體層面的結構造成影響。這一篇，我們將討論的是靜坐與脾臟、胃的關係。

一位中國內地的消化科的醫生曾經說道：「現代人不是餓死的，全都是撐死的。」雖然這樣的言論對現在整體社會並不能夠通用，但確實有其道理存在。現代已經不像古代一樣，三不五時出現一個大饑荒，讓人民飽受無米之苦。也因為社會的漸漸進步，人們能夠攝取的食物也愈來愈多。然而，現在的食物愈來愈精緻、也愈來愈講求加工合成，再加上現在人民普遍可以買到的食物愈來愈多，吃的分量也愈來愈多。現在的疾病大多是從吃得過多、吃得過好所造成，另外因為不自然的合成因素過多，造成的危害也

靜・心・小・語

靜坐調理脾胃之氣

在練習靜坐時，常常會感覺到有股氣一直在腸胃之間滾動，胃腸活動的能力在這個時候明顯的加強，排氣增多，即出現放屁、打嗝等現象。這樣的過程就是我們身體中的氣血流動已經運行到腸胃中。

然而，在靜坐時，透過打嗝、放屁等，則是為了要清理消化道的毒素。我們對這樣的現象要順其自然，不要因為覺得不雅而強忍著，我們要知道，這些都是靜坐時會有的正常現象。有位長期飽受胃病之苦的人，練習靜坐一段時間後，每天都感覺到腸胃咕嚕作響，像氣泡在肚子裡面翻滾一樣！接著放了屁、排了很多氣體。排完氣，很明顯的，他感覺到非常輕鬆，胃口也變得比以前好！不僅吃東西有味道，胃病也沒有發作過了！

靜坐幫助人可以排氣、排毒，但也悄悄的告訴著我們要隨時隨地的控制飲食，與其等到身體不舒服時再靜坐、再看醫生，不如現在就把身體養好，把飲食習慣改正，這樣也可以避免掉很多不必要的麻煩。

一天比一天更大！

脾臟與胃可以被稱作是人的器官中，對於後天的運作上功能十分重要的兩大臟器。它們主導著體內變化。吃下去的食物經由胃部做初步的蛋白質分解與消化後，才經由脾臟的生物化學效用將剛接受到的營養傳遞並滋養給全身。如果一個人每天吃大魚大肉又抽煙喝酒，對身體勢必造成極大的負擔！曾經有些案例提到有人因為嘗遍各地的美食，後來卻因為胃癌奪去寶貴又年輕的生命。這世界上，有多

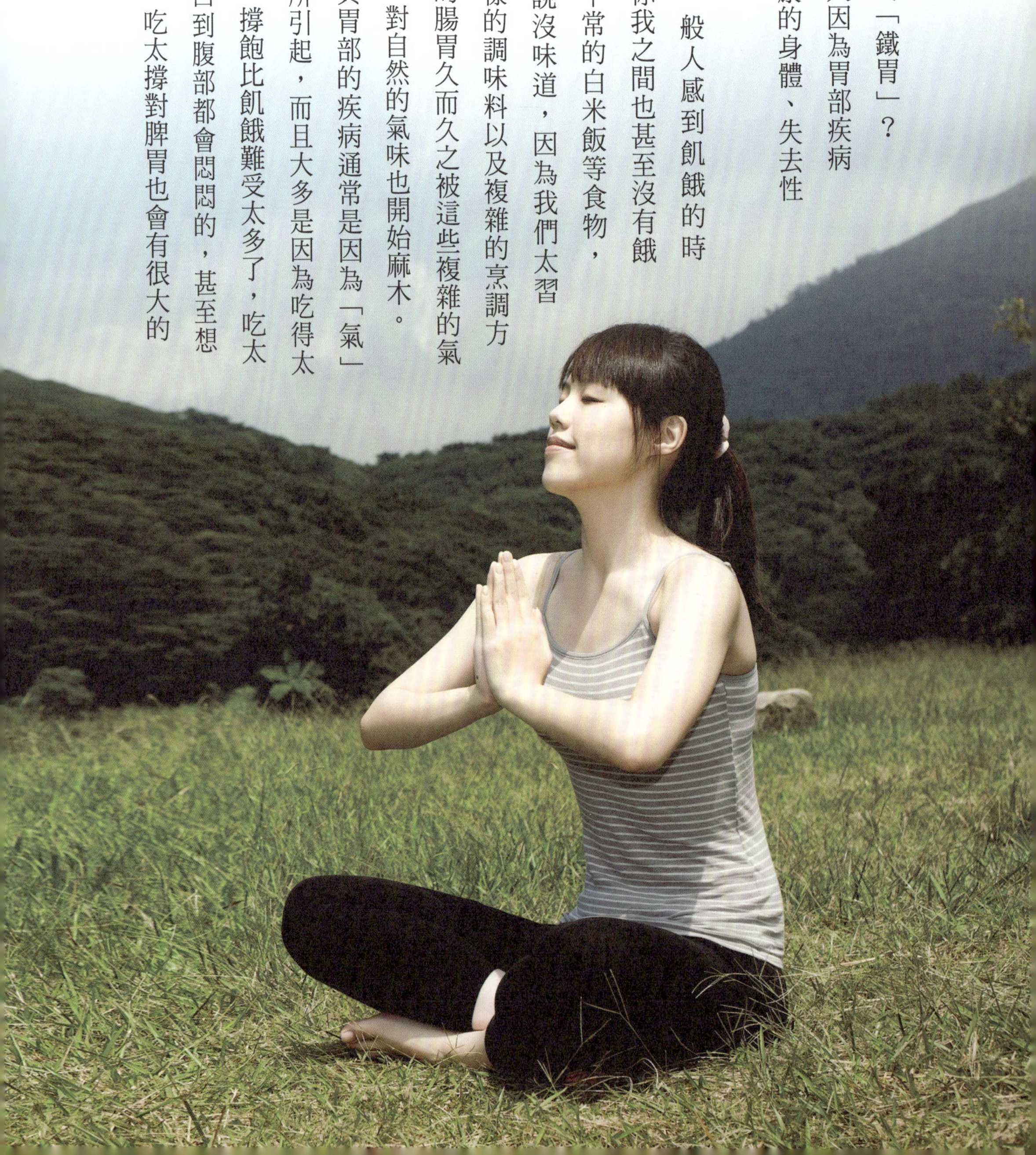

少人自稱為「鐵胃」？又有多少人因為胃部疾病而失去健康的身體、失去性命？

現在一般人感到飢餓的時間少了，你我之間也甚至沒有餓的感覺。平常的白米飯等食物，我們都常說沒味道，因為我們太習慣各式各樣的調味料以及複雜的烹調方式，我們的腸胃久而久之被這些複雜的氣味所掩蓋，對自然的氣味也開始麻木。

脾臟與胃部的疾病通常是因為「氣」的不通順所引起，而且大多是因為吃得太飽。然而，撐飽比飢餓難受太多了，吃太飽時，胸口到腹部都會悶悶的，甚至想吐。另外，吃太撐對脾胃也會有很大的影響，精神一不好就會導致消化不良等疾病。我們要讓消化道的氣一直保持著通暢，重點就是不能吃得太飽，而「靜坐」也可以暢通腸胃裡的氣。

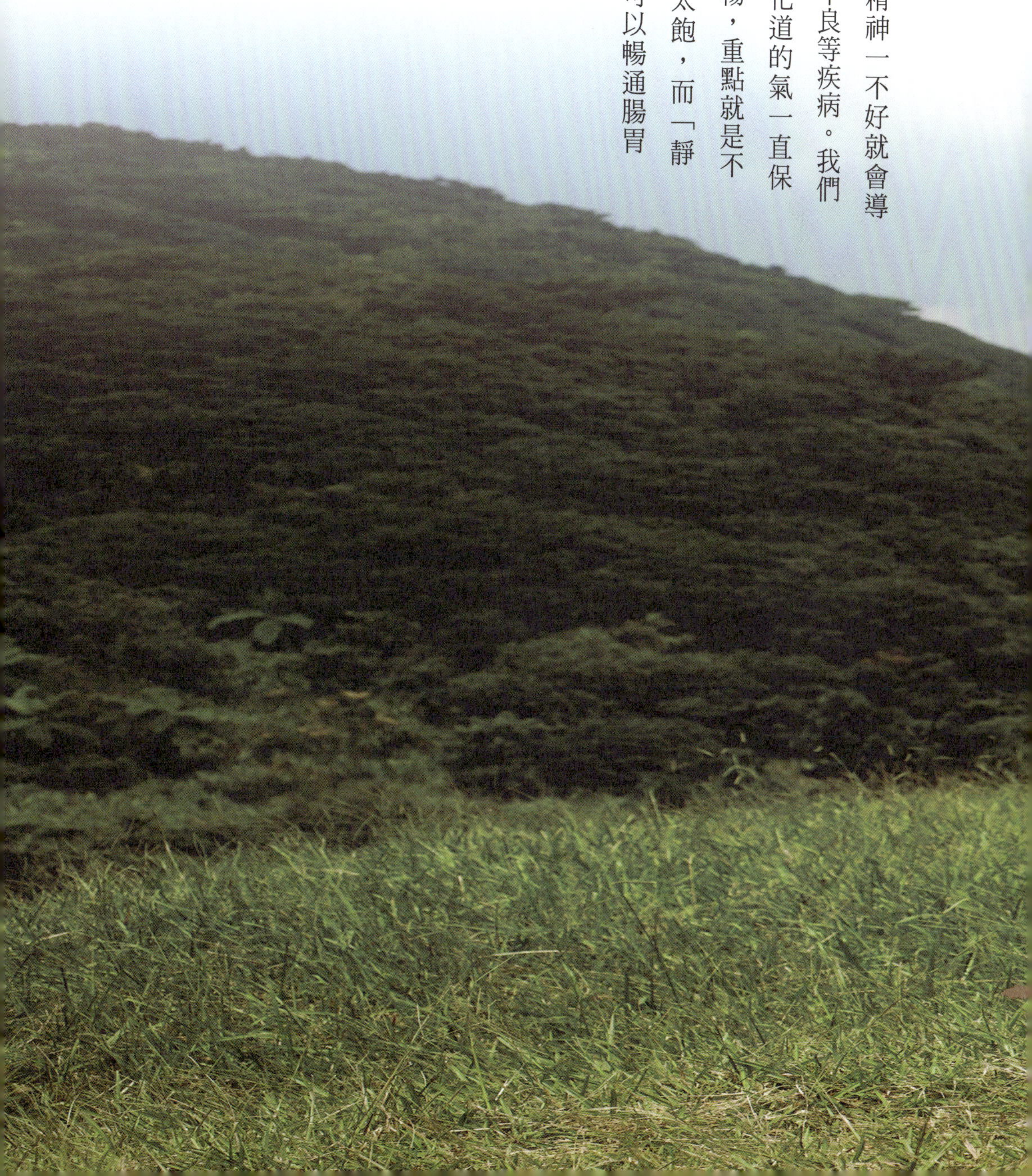

提升免疫力

在談靜坐與養顏美容之間不可思議的關係時，不知道大家是否有感覺到，這樣的效果背後，其實有許多生物學、物理科學及醫學支持，才會衍生這樣的想法，而不是隨隨便便就以案例說明的結果。現在，我們要談的是如何用靜坐來提升免疫力。

提升免疫力的方法有許多，不單單只是靜坐，在很多資料中我們可以知道，免疫力的提升包含健康的飲食控制、呼吸新鮮空氣、充分休息、在有陽光且溫度適宜的環境下生活、保持身體內外的清潔，以及注重身心靈的調養與修行等。以上這些對於免疫力的提升都是非常有幫助的。然而，我們要怎麼說「靜坐」對免疫能力有一定的幫助呢？

在人的一生中，別說你不想要以下這些：好的記憶力、專注力百分百、工作有效率、健康、生活沒煩惱，這些都是我們人在世界上最想要追求的人生生活。那有人問：「我們可以同時擁有這些嗎？」

先從一個實際的例子來看：

研究腦的白質疾病（也就是俗稱羅倫佐症）而聲名大噪，甚至有一種嬰兒的白質疾

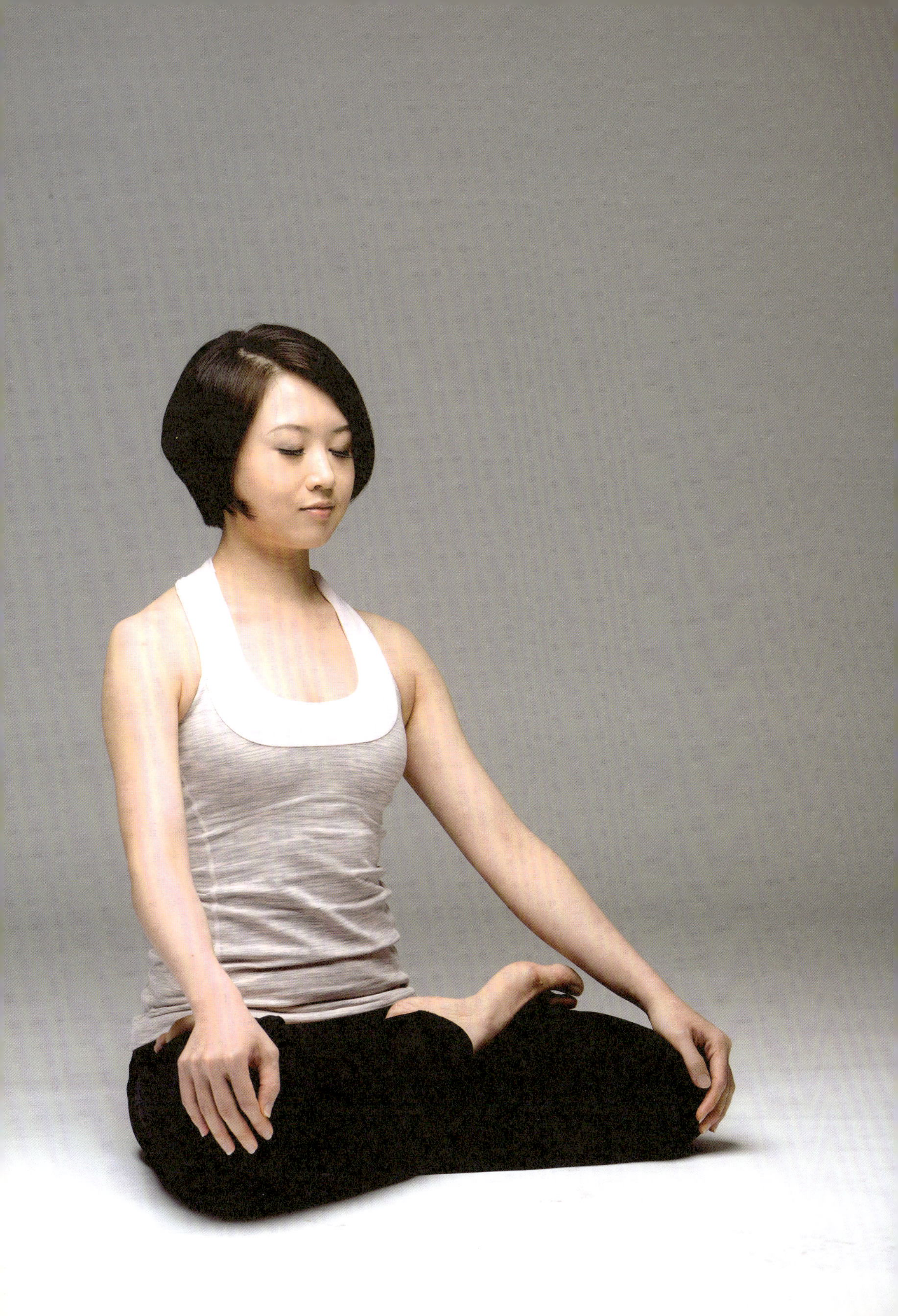

病取名為奧斯汀症的神經科學家國際知名腦神經專家、美國科羅拉多大學醫學系名譽教授奧斯汀（JamesH.Austin），接觸禪修其實已經三十六年了，他在研究中發現：長期打坐、禪修，能轉變心識、自在寬心、訓練專注且增長智慧。

從奧斯汀教授的說法，其實他所謂的靜坐與轉變心識、自在寬心、專注力的增加，是跟大腦皮質上所謂的「熱區」有關！據說透過靜坐調整大腦皮質的新陳代謝，可以讓「熱區」的活動更熱絡！記憶力跟專注力也會跟著增強！

俗話說：「休息，是為了走更長遠的路。」靜坐讓人把所有的事情都暫時的放下。如此一來，在靜坐後我們也才有更足夠的精力面對接下來的挑戰以及工作！而這樣的動力，實際上一定會對專注以及智力的發展甚至健康都有幫助！這樣的推論也可以知道，靜坐，不管對免疫力還是專注力都是有益無害的。

靜・心・小・語

以靜坐舒緩壓力、放鬆身心

台灣地區的醫生與科學家也對此做了一番研究，發現打坐時不只能夠讓身體放鬆，腦波呈現比較慢的α（alpha）波、身心平靜而已，在近期的研究中還發現，其實靜坐與修行可以有助於智力甚至記憶力的發展！

相對的，我們撇開醫學的科學角度探討靜坐，從實際的邏輯上來看。在靜坐的過程中，無非是想讓自己的心情完全的沉澱下來！現在的生活如此的繁雜忙碌，每個人的腦神經及心情勢必十分的繃緊！

我們透過靜坐，讓人緩解壓力、讓人適時的放鬆，更讓人重新擁有「休息」的感覺，這樣的力量是很重要的！

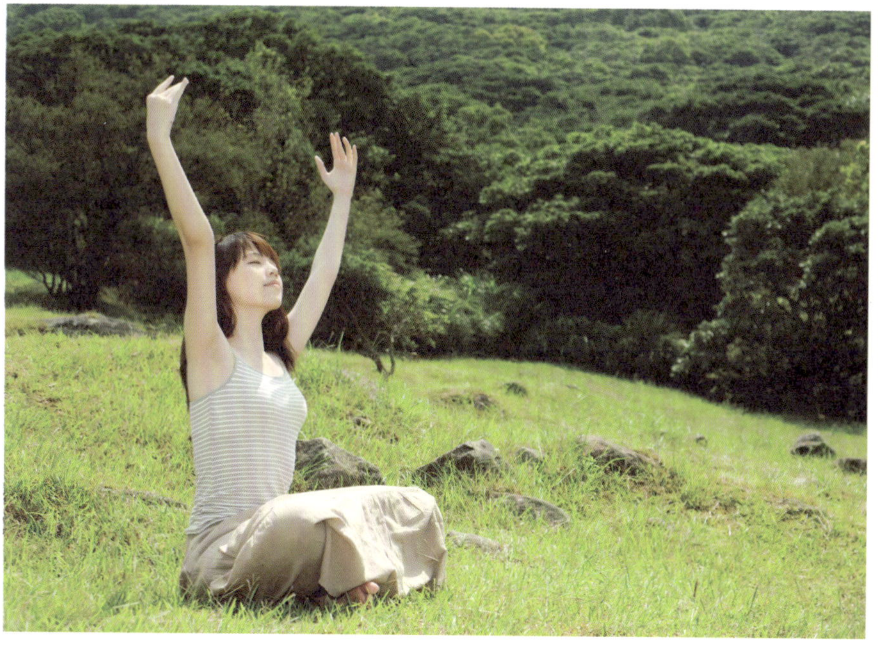

遠離心血管疾病

前面我們有提到，靜坐與身體外在健康的影響包含了免疫系統的增強、瘦身養顏美容，以及脾臟胃臟功能的提升。接下來，除了這些好處外，靜坐還能幫助身體疾病的恢復。

在這一段我們要討論的是靜坐與心臟之間的微妙關係。前面說到，靜坐時可以使經絡漸漸打開，任督二脈恢復暢通。然而在這裡，我們運用一些西方的醫學理論證實的結果，確定靜坐確實能夠幫助改善心血管疾病的發生。

有個著名的例子：在美國賓州大學醫學院的研究指出，超覺靜坐可以明顯的降低充血性的心臟衰竭。在這一段我們要討論的是靜坐與心臟之間的微妙關係。前面說到，靜坐時可以使經絡漸漸打開，任督二脈恢復暢通。然而在這裡，我們運用一些西方的醫學的理論證實的結果，確定靜坐確實能夠幫助改善心血管疾病的發生。

被抽到參加測試的超覺靜坐的病患每天一個半小時，連續七天學習超覺靜坐技術，然後每天兩次靜坐十五至二十分鐘。而對照組的病患參加非靜坐的健康教育訓練，上課

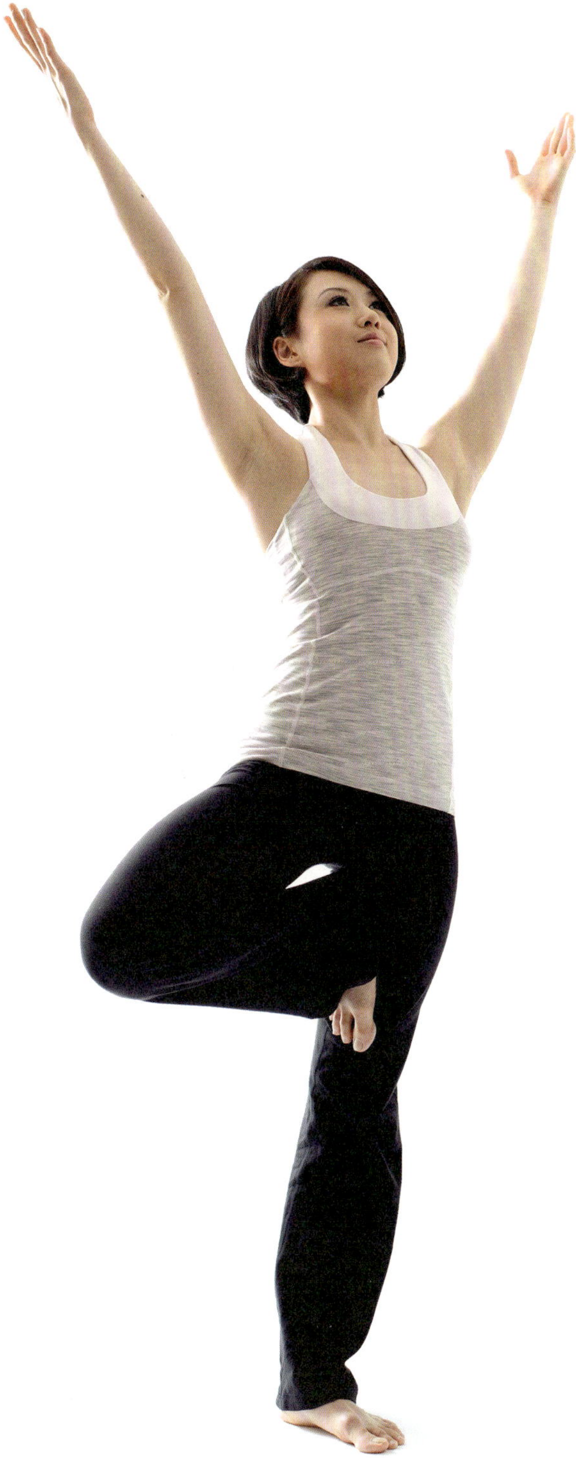

時數與超覺靜坐組類似，然後他們每天兩次聽音樂或閱讀二十分鐘，作為減少壓力的一種方法。研究人員測量六分鐘走路的心臟功能測驗，並且測量生活的品質、沮喪、和再度住院的次數。研究分析從剛開始到試驗三至六個月後的結果變化。

研究的結果，在三至六個月後，超覺靜坐組的六分鐘走路測試與對照組的相比較之下有明顯的改善。研究顯示，超覺靜坐組在生活品質的測量、沮喪，以及再度住院的次數上，也有很顯著的進步。

靜坐對心血管疾病有助益

根據研究，超覺靜坐可以改善心臟功能的方式，很可能就是透過降低交感神經系統的激活興奮，這跟壓力有直接的相關，壓力眾所周知的會導致心臟的衰竭。

Jaya devappa博士說道：「結果顯示超覺靜坐可以有效地改進充血性心臟衰竭病患的運作能力和生活品質。這些結果也表示這些人在存活率上有長效的改進。」

從美國賓州大學這份研究的實驗中可以看出，超覺靜坐對於心血管的疾病，尤其是心臟衰竭等重大疾病有一定的改善程度！不管從東方或西方的角度看，靜坐對身體都有很明顯的幫助，更加證實靜坐的好處！

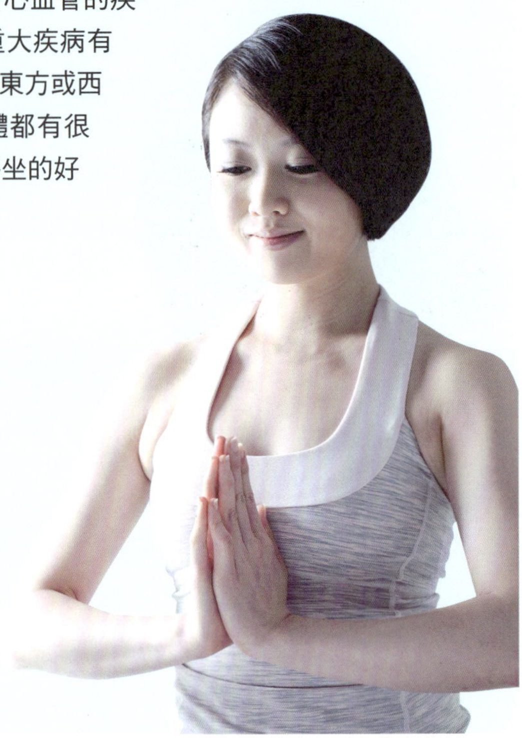

解除慢性疲勞

「慢性疲勞」，在討論這個名詞之前，先想想現在大家都會有的狀況，從網路上的數據顯示，現在的人有百分之九十七的高比例表示自己覺得「累」，不管是男人還是女人、當官的還是一般的平民老百姓、有錢人還是窮人，生活中有大大小小的壓力，每個人覺得累的狀況則是一天比一天還嚴重。

有人說：「好好的充分的睡一覺就沒事了」「休息一陣子就會好」之類的話，雖然大多數人也都這樣想，不過當這樣的狀況持續了一個禮拜、一個月，當自己身體的協調能力沒辦法自我恢復時，過了半年，出現明顯的抑鬱寡歡的現象、體重改變、肌肉異常痠痛時，再怎麼休息也都恢復不了，就代表你已經有了嚴重的「慢性疲勞」。

美國的亞特蘭市內的專家們總結了一些，當人體出現某一些疾病時，會出現「慢性疲勞」的疾病：

貧血

貧血患者血液中的紅血球細胞的數目愈來愈少，導致流經肺臟以及人體其他組織的血液含血量下降，如此一來，必然導致力氣變小、疲勞的狀況愈來愈頻繁。導致貧血的原因有：類風濕、癌症等重大疾病所導致的貧血，或是體內的鐵或維生素的缺乏所引起。

糖尿病

第二型糖尿病患者的身體機制中沒有辦法有效的處理葡萄糖，導致血糖升高，同時造成身體活動缺乏能量，於是，糖尿病患者往往都會出現疲勞的現象。

甲狀腺疾病

一旦甲狀腺異常於一般的水平，即使是日常生活中的小事情都會讓人感覺到疲乏。甲狀腺亢奮疾病的患者會感到肌肉疲乏、身體虛弱、心跳加快等現象；甲狀腺缺乏的患者則也會導致疲勞、注意力不集中、肌肉痠痛、便祕等症狀。

抑鬱寡歡

會導致人們體能減退、睡眠與飲食的模式改變、記憶和注意力減退等等的問題。

類風濕

自體免疫性的類風濕的症狀也包括食欲減退、長期疲勞等。睡眠呼吸暫停這種病到了嚴重時會造成睡眠品質嚴重受損，患者總是覺得身體疲勞，即使睡了很久，醒了後依然如此。

慢性疲勞症候群

會導致強烈的疲憊感，患者只要稍微移動就會感覺十分疲累。另外的症狀還有頭痛、肌肉痠痛等等。

在美國的《婦女家庭雜誌》中，曾經提到並總結六種不好的姿勢，在討論靜坐與慢性疲勞的關係之前，先讓自己的姿勢維持一個好的狀態也十分重要。

第一名當然就是現在每個人必備的作息：打電腦。很多人在打電腦時習慣的把脊椎

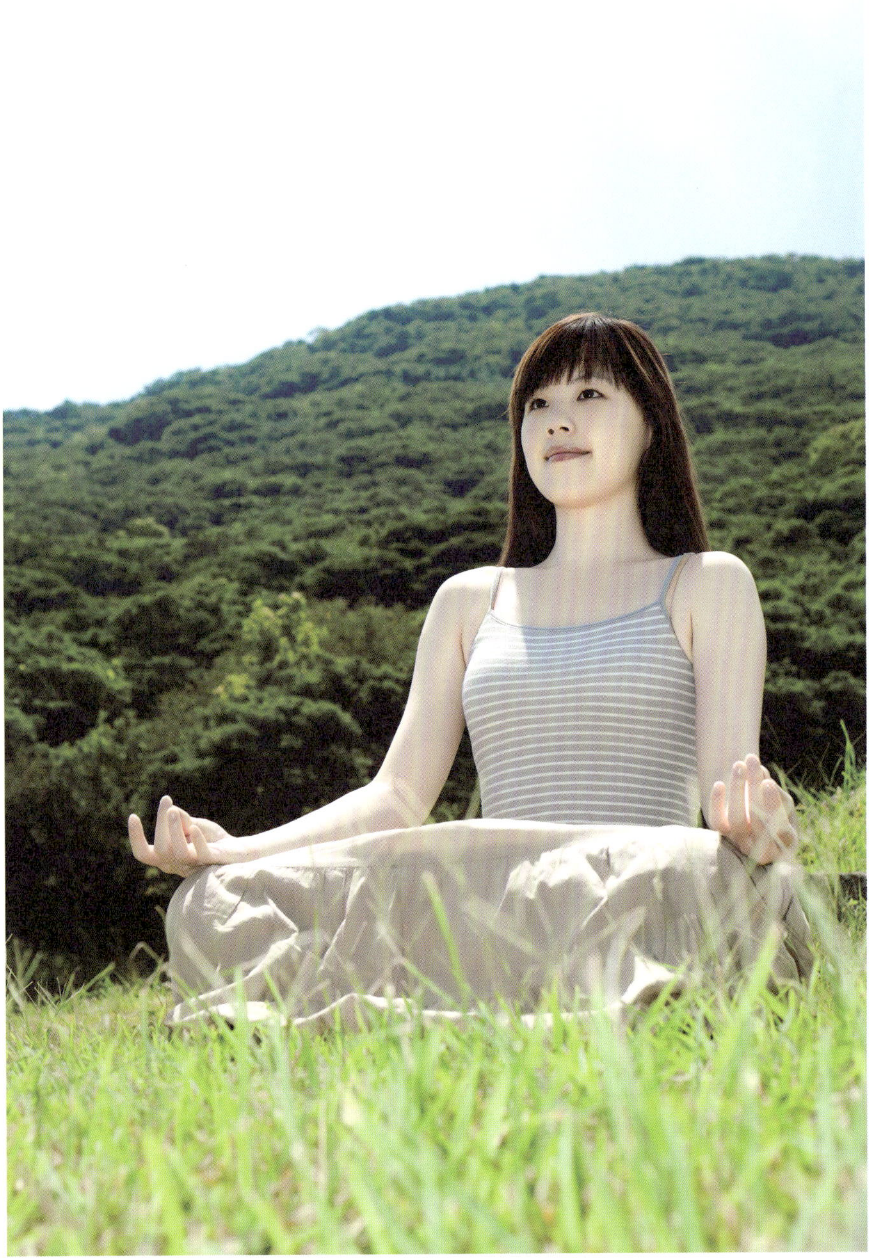

往前彎，然後腦袋下傾。由於這樣讓身體與電腦的距離太過於接近，因而才會引發頭痛。時間長了，對心肺功能也會有一定的損傷！

用電腦時，大腿與上半身最好呈現九十度角，眼睛距離螢幕七十至九十公分，雙腳也最好碰觸地板以確保有支撐的力量。最重要的是用電腦的時間盡量不要過長。

打電話

很多人習慣以肩膀與脖子夾著電話講話，這樣的姿勢會導致頭痛。因此，打電話時盡量讓自己保持抬頭挺胸的姿勢，也盡量不要維持同一種動作，例如左耳聽一陣子可以換右耳。

此外，長時間的背著背包會導致背部變形，因此兩個肩膀可以輪流背背包以減緩背部壓力。

睡覺

如果一覺起來，發現自己出現身體僵硬、痠痛等症狀或疲倦，可能是睡姿出現問題。改善的方法即不要讓枕頭太高，以避免造成頭部的不舒服。

另外，煮飯的姿勢不對，也很有可能引發身體痠痛及疲憊，長期煮菜的煮婦、煮夫應該特別注意這一點！切菜時盡量五分鐘休息一下，然後廚具盡量放在自己方便拿取的地方。

開車

開車時以自己舒服的姿勢為主，太過僵硬、直挺挺的，不但會導致身體不適，還有可能造成疲憊的反效果。

可以解決疲勞的辦法其實有很多，不一定只有靜坐才能解決，例如：交替、定時的運動、飲食調節，以及音樂的調適身心都是很好的解決方式！不過每天抽出一小段時間靜坐，可以讓自己的身心真正的放鬆，這個時候把腦袋裡面的雜念都清空，把注意力完完全全的放在丹田上即可，如此一來也可以調節全身臟器的活動。過於緊張的人們，可以搭配到大自然中放鬆自己，調節一下壓力，這樣疲憊的狀況也會有很明顯的改善。

調節肝膽機能

在自然療法裡面，認為一個人的健康狀態會產生問題，是因為體內的毒素影響臟器產生障礙，日積月累而導致病變。然而除了外在性的因素，例如車禍、刀傷、摔傷……以及季節變化等原因之外，幾乎所有慢性病病源都來自體內的毒素。

人體自癒力是最偉大的醫生

人體的一個自動化功能，就是自我修復能力（即自癒力），這個自癒能力是我們最寶貴、最偉大的醫生！每個人都有這種巨大的自癒能力，而體內的毒素會阻礙這個自我修復能力，因此，排除體內毒素，不僅可以減輕臟器的負擔，也去除阻礙自癒力的大石頭。

很多不當的醫療行為，不僅干預、抑制了自癒能力的進行，甚至還可能產生另外的副作用，產生對身體本不該有的額外傷害，造成原本疾病以外的二度傷害，結果身體是每況愈下。

重建健康靠排毒

在自然療法裡，如果想要依循大自然的法則來重建自己本有的健康狀態，首要之務就是「淨化排毒」！

肝臟是人體最大的器官，同時也是最多功能的器官：它是溫度最高的器官、最多血液的器官、再生能力最強的器官、沒有神經感覺的器官（也被稱為沉默的器官）。肝臟之於整個國家的產業，就好似身體體內最主要的生化的反應工廠，它執行著數百種以上的生化工作。而且，幾乎所有進入人體內的營養物質都必須在肝臟進行工作：如分解、合成、分泌、儲存、轉換、代謝等。需要的各式營養元素，舉凡脂肪、蛋白質、碳水化合物、維生素、荷爾蒙、血漿蛋白、凝血要素、血液循環、血量調整、抗體產生膽汁合成、製造酵素等都跟肝臟有關。

然而所謂「肝膽相照」，膽跟肝的對應應該是一起的！有肝必有膽的意思。膽分泌膽汁，而膽汁裡面的一部分其實就是肝臟的排泄物！肝臟的重要性其實大家都懂，以下，我們來談「膽」對於肝及其他器官的影響。

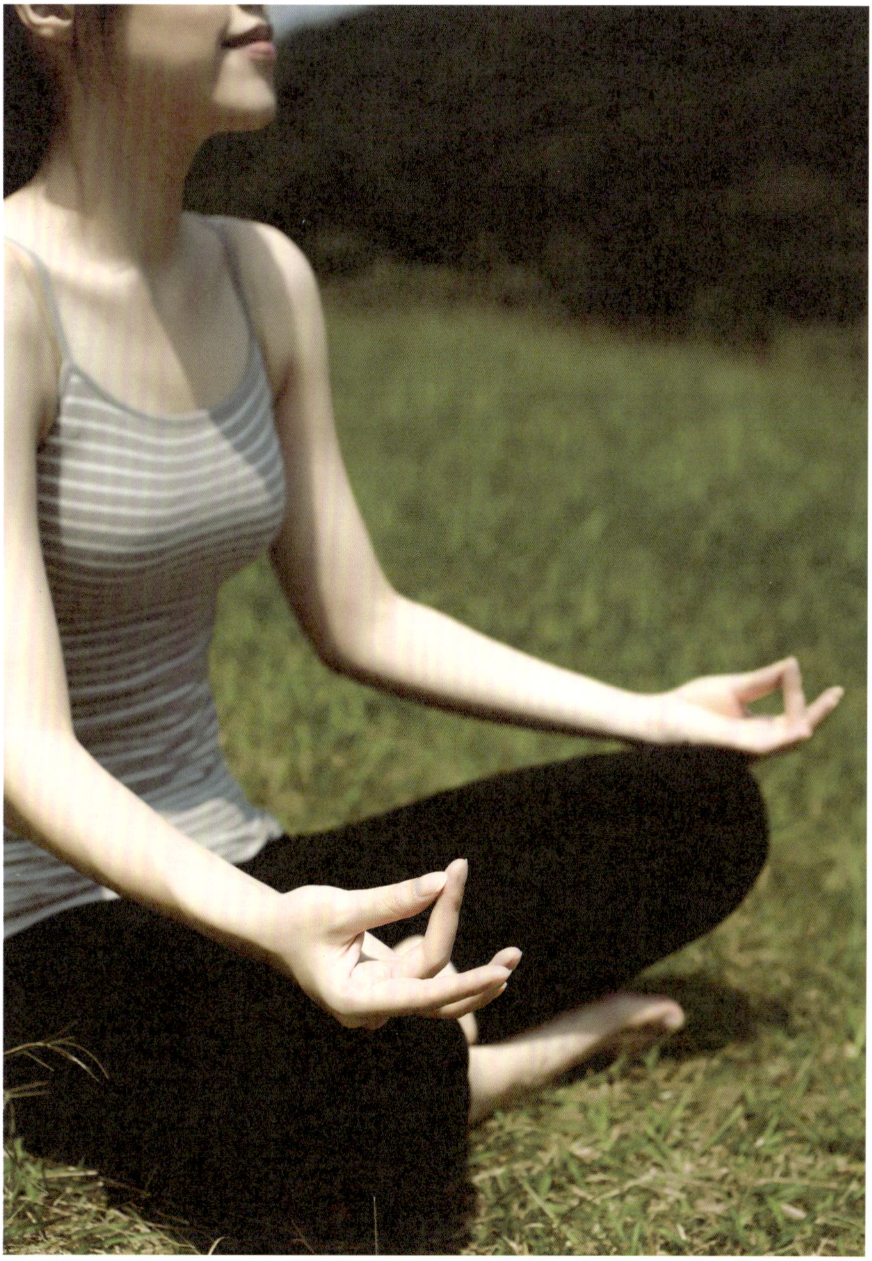

肝膽是排毒重要器官

如果膽出了狀況，例如膽管阻塞，即會造成肝臟內部的淤積，肝臟內部充滿了要排卻排不掉的排泄物，雖然已經經過肝細胞的處理，盡量降低這些物質的毒性了，但是充塞了一堆來不及排出的東西，也會影響分解中的和新產生的毒素的能力，因此，負責解毒工作的肝臟自己也首先「中毒」，形成肝膽的各種可能的疾病！肝炎、肝硬化、肝腫瘤、膽囊炎、膽結石、膽管癌，甚至還可能影響到膽囊的鄰居——「胰臟」，形成胰臟炎等嚴重疾

靜・心・小・語

靜坐何以對肝膽排毒有一定的功效？

在現在繁忙的生活中，我們常常沒有時間休息。兩、三點才入睡，六、七點又得起床，但是人人都知道，肝的修復期是晚上的十一點至一點，這樣一來，肝臟一定是首先受傷的器官，再來就遍及全身。而在沒有多餘的時間可以休息的狀態，每天花五分鐘徹底的靜坐，可以彌補睡眠不足的問題。深層的靜坐，可以使整個身體的循環速率漸漸變慢，進而可以讓所有的器官獲得短暫但很深層的休息，如此一來，肝臟的負荷以及膽的負荷就不會那麼的沈重。

尤其是肝臟，肝臟是我們所謂的「解毒」器官，在靜坐的過程中，身體裡面的毒素產出少了，就如同進入了睡眠狀態一樣，肝臟也可以獲得一些休息時間！如此一來，肝臟就比較不容易受損！

病。

而且膽管的阻塞會造成膽汁的分泌不足。膽汁會乳化脂肪、將脂肪變成更小單位的脂肪酸，如果膽汁分泌不夠，不足以完全處理脂肪，便形成脂肪代謝的問題。膽汁分泌不夠，對胃酸的酸鹼中和作用不夠，也容易造成胃酸侵蝕十二指腸壁，造成十二指腸潰瘍，更嚴重可能往上波及到胃部，形成胃部的問題。

由以上可以知道「膽」的重要性遍及整個人的身體健康！不過其實不管哪個器官，對於身體都是重要的。

但是說了這麼多，除了靜坐之外，充分並有效的睡眠與休息，才是真正可以修復肝臟的根本之道。

防老抗衰

上面談了這麼多與靜坐有關的生、心理機能的益處與幫助，包含經絡、脾胃、瘦身排毒、養顏美容、肝臟保健等等。討論到最後，還是要回歸到對於每個人心理所期盼的主題，也就是「防老、抗衰」！

在前面的篇章中，我們曾討論過靜坐與長生不老的真偽關係，我們也瞭解，「長生不老」並不是指所謂的不會老化、不會死亡，而是透過身心靈的寧靜而到達祛病延年的效果。

在這裡，我們主要想說明的，是透過本篇的前幾段有關於身心的保健與保護，都與靜坐息息相關！做好這些保健，自然可以讓老化的速度減緩，「防老、抗衰」就不會是難事。最重要的是，我們要把「靜坐」當成一種習慣性的行為，規律的且貫徹的練習，相信對大家都會有好處！

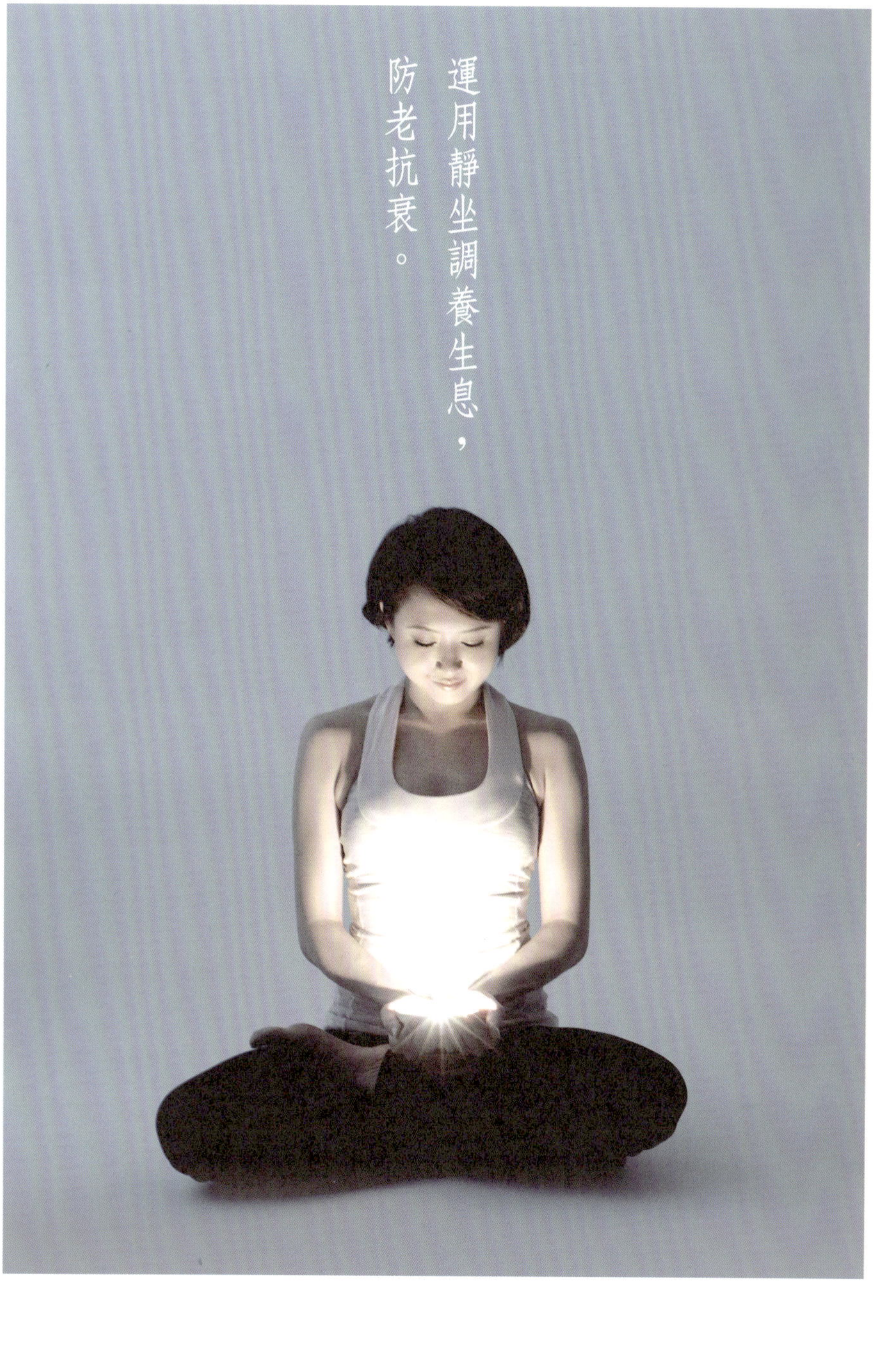
運用靜坐調養生息，
防老抗衰。

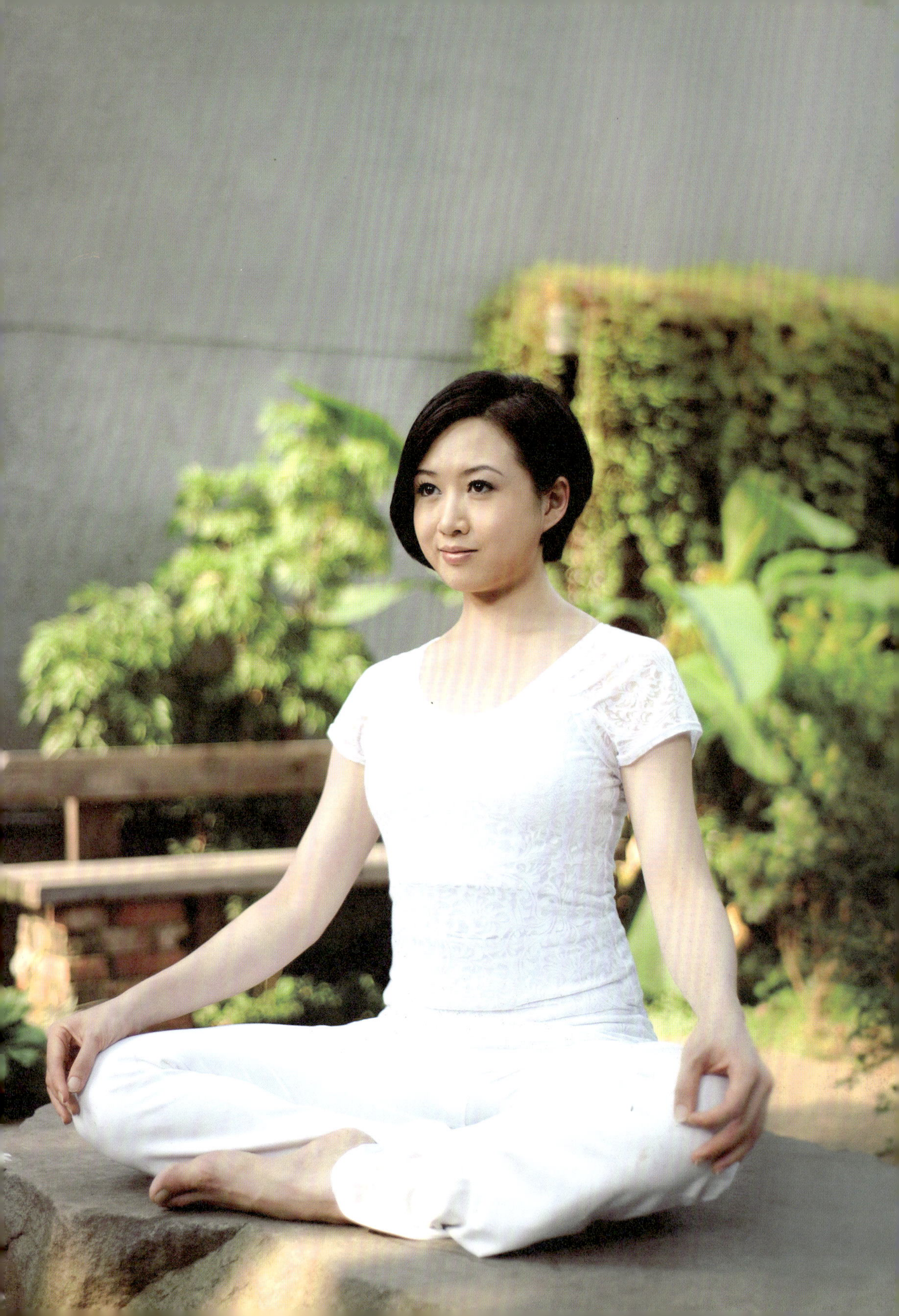

Part 4

靜坐放鬆你的身心靈

如果將「靜心」成為生活習慣的一種，
隨時隨地都可以讓自己將心靜下來，觀照自己，
這樣不但可以幫助你思慮更清楚，
對健康更是有不可言喻的好處。

空閒時間的靜心儀式

從事實上，「靜心」並沒有時空上的限制，即便只有幾分鐘的空閒時間，你都可以試著觀照自己吸氣與吐氣時胸部或腹部的起伏，難嗎？不難，跟著下面的步驟一起做做看。

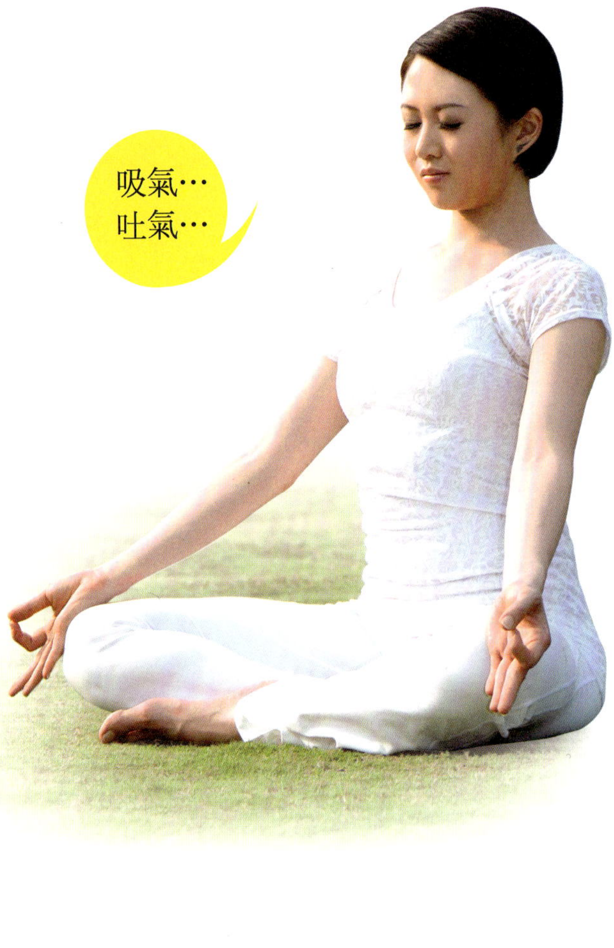

靜心步驟

步驟 1 》吸氣

首先，輕輕的閉上你的眼睛，開始觀照你的呼吸，先是吸氣，觀想著空氣進入鼻子，再進入到肺。

步驟 2 》吸吐之間的空隙

吸氣結束後，吐氣開始之前，以心去感受其中的空檔，這個空檔是另一種寧靜。

步驟 3 》吐氣

依舊輕閉著你的雙眼，開始觀照你的吐氣，緩緩的，從肺將空氣輕慢的吐至鼻，散入空氣之中。

步驟 4 》吐吸之間的空隙

吐氣結束後，再起另一次吸吐之前，再觀照中間的一段間隙。

就以上的方法，重複兩三回，然後再開始下一步驟。

步驟 5 》數息

現在，開始數息，原則是只數吸氣，而不數吐氣。

當數到十時，再回到一，若不小心數到一半忘了，沒關係，從頭開始再數起就是，不要有任何壓力。以上五個步驟看起來簡單，不過就是吸氣、吐氣和數數，但千萬別忽略了觀照中間吸吐和吐吸之間的小小的間隙，那可是靜心的最核心。

最佳的靜坐好姿勢

到底什麼才是正確的靜坐姿勢，各門各派說法不一，偏偏找出最佳的靜坐姿勢卻十分重要，因為身體與心意相互有著密切的聯繫，相互影響，所以靜坐的姿態是否正確非常重要，培養正確的靜坐姿態，才能擁有鎮定心神的最佳效果。

相反的，如果沒有找到最佳的靜坐姿勢，不但收不到靜坐的效果，還有可能會出現偏差或嚴重的錯誤，以下，我們便一一就身體各部位的姿勢進行解說，希望能對你有所幫助。

腳的姿勢

有習慣打坐之人，可以採取盤腿，腳底朝天，右腳放在左邊大腿上，左腳放在右邊的大腿上，也就是「跏趺坐」的姿勢。這種坐姿較能夠持久，但一開始，對初學者而言，還是需要多練習才能做得標準，若是真的無法做到標準，那不如換個姿勢，千萬不要勉強自己。

另一種姿勢是左腳盤在右腿底下，貼著地，右腳盤在左邊大腿上，也就是「半跏趺坐」。再不然，還有更簡單的坐法，只需要盤著雙腿，兩隻腳都貼在地上，這種坐姿最適合初學習，不但容易適應，在舒適度上也較高。

總之，一定要坐得感覺輕鬆，舒適，才不會害怕與厭煩，就會獲得靜坐的樂趣，也就會堅持打坐，這是最重要的。

手和臂的姿勢

將兩個手掌輕輕相疊，手掌朝天，右手在上，左手在下，兩隻手的手指稍彎曲，兩隻手的大拇指輕輕相接成為一個三角形，放在大約低於肚臍兩寸左右的地方。

除了手以外，臂和肩膀都應該放鬆，尤其是雙臂，千萬不要緊貼身體，最好有幾寸的距離，以免過於舒適反而引來睡意。

背的姿勢

靜坐時背的姿勢可說是重要的一環，它必須要挺直，但又不能因為挺直而緊張，反而應該是鬆弛的、沒有壓力的，一旦背部的姿勢對了，身體打直了，不但可以增長打坐時間，還能夠使呼吸順暢，不會有任何不適的感覺。

眼睛

很多人在一開始學靜坐時，都會將眼睛閉上，以免東看西看分心，但真正最好的靜坐姿勢，雙眼應該微張，眼簾下垂，目光柔和的望著前下方約三步遠的地方，但這裡要特別提醒你的地方是，當目光望向前下方時，最好不要專注看著某一樣東西，這樣很容易就分心了，所以，最好保持靜坐的地方能夠清靜。

顎

顎要鬆馳，上面的牙與下面的牙不要咬在一起，要留一點空隙，緊咬著只會讓人不舒服。

雙唇

雙唇相貼，整個口腔都保持放鬆的狀態。

舌

舌尖輕觸上排牙齒高一點的上顎，這樣可以減少唾液的分泌，就不需要接連吞唾液，否則會防礙靜坐的集中，還有一點就是心念不要老是注意唾液，越注意越多。

頭

頭的姿勢不要太高，也不要太低，適中且輕鬆的擺正就好，這樣可以防止昏沉，甚至漸漸的睡去。

以上的八種姿勢，是靜坐的最佳姿勢，如果能夠全都做對，且養成習慣，相信一段日子以後，就能夠感覺到它對身體的益處，更能達到清心的目的。

武功祕笈 POINT

保持正確靜坐的姿勢

不管是什麼方法，靜坐時最重要的就是要姿勢正確，以避免不良姿勢造成更大的傷害。

尾閭中正

尾閭是尾閭關，也就是臀部的部位。在靜坐時，臀部必須要姿勢端正，如此一來腰部才能向上伸長。換句話說，只要腰部是傾斜的，尾閭就不中正了。

含胸拔背

含胸就是包含胸部，這個動作與挺胸正好相反；拔背就是中間向後方突出，使背部橫面成半圓形。不過千萬不要會錯意，這樣的姿勢絕對不是「彎腰駝背」之意。這個動作最主要的目的，其實也是要讓腰部中正。

腰直肩沉

肚臍後面的腰骨要伸直，成垂直線。絕對不能讓腰骨變成彎曲的S型！而肩沉的意義是在避免肩膀抬高，順勢抬高了整個腰部，否則過不了多久，就要腰痠背痛了。這樣的靜坐方法是不會持久的！

頭頸正直

頭頂自然向天垂直，下頸內收（不是低頭）下顎內收就是下顎稍為壓住頸部的大動脈活動，這樣靜坐可以減少胡思妄想。頸部自然垂直，就像作體操「立正」時的姿勢。

呼吸，轉換體內不好的氣

在靜坐時，除了坐姿很重要外，呼吸更是不能忽略的一件事，有人說是「調息」，也有人說是「調氣」，雖然這個名詞常聽，但真正知道它真實含義的人卻不太多。

人活著，就是要呼吸，而呼吸就是「氣」，有氣，才能讓人生生不息。氣有濁氣和清氣，濁氣太多，會讓人感到心情不好、焦躁；清氣多，則會讓人神清氣爽、活力十足。至於怎麼呼吸才能讓體內的濁氣出，清氣入，還是必須有正確的方式才行。

一般的呼吸總是短而淺，肺部沒有張力，自然就不能將氧氣吸入，吐出碳酸氣，以至於血液的濃度升高，容易引發疾病，想要避免這種情況發生，你可以試試以下的呼吸方式：

輕而細的呼吸方式

呼吸氣息的出與入盡量極輕、極細，要做到連自己都聽不到呼吸聲才對。

人活著，就是要呼吸，
而呼吸就是「氣」，
有氣，才能讓人生生不息。

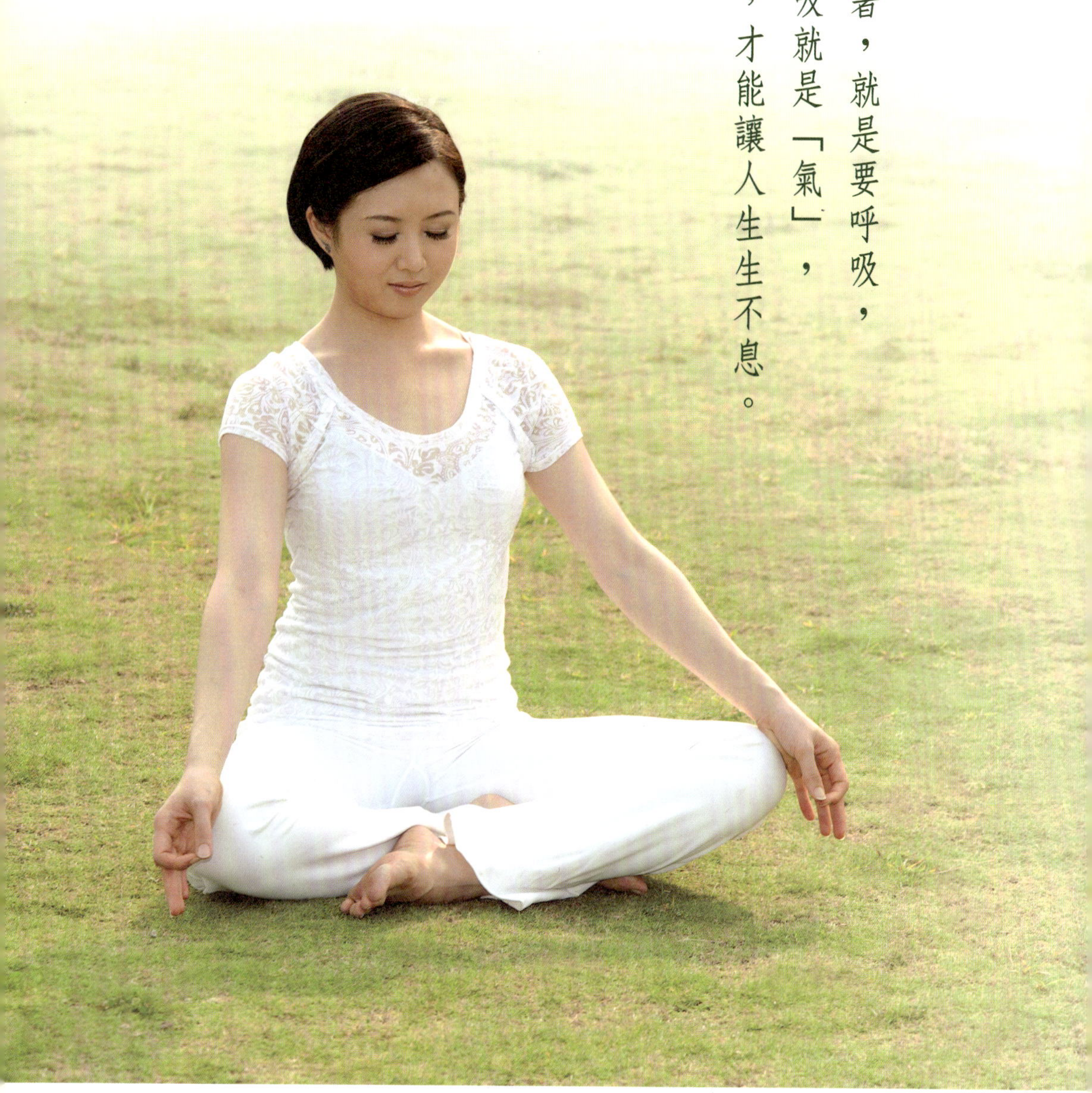

慢而長的呼吸方式

氣息要慢、要長，讓氣達小腹，不可用力，這個需要長時間的練習才能達到，要有點耐心。

腹式呼吸法

很多人開始練習呼吸時，總覺得胸悶，這完全是因為呼吸的方法不對。正確的呼吸方式是呼氣時，從鼻中慢慢的吸進新鮮空氣，使肺部舒張；呼氣時，吐出濁氣，下腹收縮，如此一來，胸悶的感覺就不會產生。

不要用口呼吸

呼吸必須由鼻腔出入，不能用口，因為鼻孔裡有鼻毛，能過濾空氣中的灰塵和微生物，若以口呼吸，所有的灰塵和微生物就沒有任何阻擋進入身體，自然就容易生病。

以正確的呼吸方式，自然就吸入身體裡所需要的氣，活用這個「氣」，就能讓人身體健康、精神飽滿、心境祥和、平靜。

放鬆，是靜坐的開始

根據哈佛大學心臟科醫師研究，在二十分鐘的靜坐冥想以後，心跳、呼吸速率、血壓、氧氣的消耗、二氧化碳的製造和血清乳酸的量都減少了，他稱這種現象為「放鬆效果」。

在靜坐時放鬆格外的重要，如果身體不能放鬆，心自然靜不下來。你的身體不放鬆，生理上的氣脈不通達，妄想便一個又一個的生出來，所以剛開始靜坐時，一定要學會使自己放鬆。

靜坐的方法很簡單，保持端坐姿勢，大腿平放，小腿保持垂直，雙肩下垂，雙腿自然分開，雙手放在扶手或膝蓋上，並將腰帶放鬆讓全身肌肉放鬆。注意保持背部伸直，下頷微收，頭頸正直。

靜坐時，應對閉目閉口，排除雜念，可用舌頂上齶，然後調整呼吸，採取腹式呼吸的方法，即慢慢鼓起腹部做深吸氣，再慢慢呼氣使腹部恢復正常；注意調整呼吸的頻率，不要刻意去控制或改變呼吸頻率，以自己感覺舒適為宜。如此持續二十分鐘即可，一般早晚各進行一次，可安排在起床後以及晚餐前。

初學靜坐養生的人，剛開始要找個舒適、安靜的地方。熟練之後，咖啡廳、大樹下都可以靜坐。靜坐時人體處於很低的新陳代謝狀態，因此最好不要使用鬧鐘，並將電話調為靜音狀態。

我們不僅要做到在靜坐時能夠使自己放鬆，而且平時在日常工作、生活中也要做到能夠使自己放鬆。如果只是在靜坐的這兩個小時中能夠放鬆，這一點點力量根本沒有用！

武功祕笈 POINT

快速達到放鬆的呼吸方式

在呼氣時感覺呼氣到自己想放鬆的部位，例如要放鬆上臂時，就呼氣到上臂，呼氣稍微注意一下上臂就會感覺好像真的有氣呼進上臂一樣，而且這個部位馬上會出現身體似乎在消失一樣的放鬆感。注意呼吸要平和，自然呼吸即可，不要用力。如果出現呼吸沉重、急促的情況，就暫停呼氣，略微調一調息，等呼吸平和了再接著做呼氣放鬆。這種局部放鬆的效果很不錯，放鬆感來得快，而且明顯，一般一個部位呼氣二、三次就能基本放鬆了。

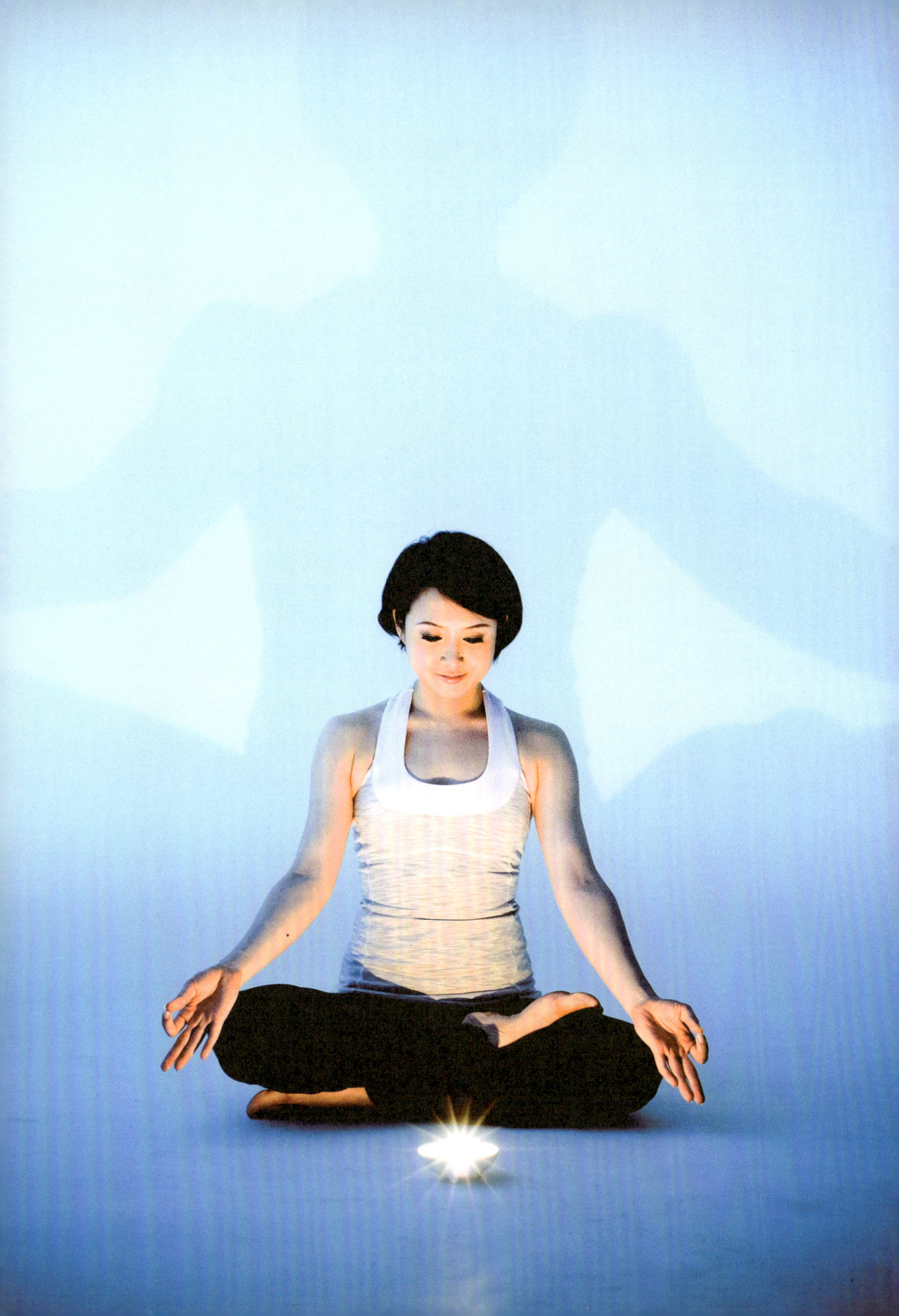

集中意識，隨著數息剝洋蔥

「數」，即數數字；「息」，指個人鼻息、氣息。數息，是將心念靠在氣息與數字上，藉以停止心念的紛亂。

靜坐修數息觀時，是藉由專注在數氣息的數字上，來讓自己不再妄念紛雜，心而能漸漸平靜下來。所以，呼吸應儘量以一種自然的方式，也就是說，以平常的呼吸方式即可，而不要刻意去導氣或控制呼吸，因為刻意的結果，往往會分散注意力去注意呼吸的形式，令人無法完全專注在所數數字上，如此一來便無法達到靜坐定心的效果。

入坐時，調整身體姿勢，保持身心平靜，安祥自在。並且調勻氣息，使出入息微細，通順、均勻。其方法是先由鼻孔吸氣至丹田，再從口中將腹部濁氣徐徐吐出，如是返覆三次，氣息調勻之後，即可進行數息。

修數息時，數出息或入息皆可，然以數出息較佳；但不可出入息同時並數，否則易導致腹中氣結。數息不宜緊張，應輕鬆自在，一心專注，將心念依靠在出入息上，隨著出息默數（不數出聲）「一、二、三、四、五、六、七、八、九、十。」等十個數字，字字不斷，綿綿相續，不可夾雜，錯落不清。

若氣息太短，無法數至十，可數至五或七，待氣息較長後，再加至七或十；數字至十為止，即不宜再加，若因妄想而致數字間斷，則重頭再數。若妄想紛雜，心無法收攝時，可將數字從「十、九、八、七、六、五、四、三、二、一。」倒數，即可降伏妄想。

若無法數息，則可觀息，就是注意出息和入息，就是要知出知入。所謂知出知入，不是要去記憶出息和入息，只是「知」就好了。知道現在是出、是入，這個知出知入的心要存在。假使不知出、不知

武功祕笈 POINT

數息的四個要領

（1）一次呼吸數一個數，從一數到十，第十一個呼吸再重新數一。

（2）數字數在呼氣的那個節奏上。

（3）不要刻意改變呼吸，原本怎樣就怎樣，只需觀察。

（4）數息時，因為妄想很多，不過沒有關係，其實平時妄想就是這樣頻繁，只不過沒有發現而已。如果妄想來了，不去理它，把心繫在數息上。慢慢堅持，妄想自然會少。

入，心就不知跑到那裡去了。知出知入，一定能使我們心得到寧靜、安定。

數息（觀息）可以在靜坐中或睡眠前修，但行動時則不宜修習。數息得定境時，若見一切善惡境界，皆不可執著，此為幻識所生；應不取不捨、不憂不喜，應知所有相皆是虛妄，堅住正定，心念專注於數息上，能數之心必須清楚明白、作主，所數之數位須綿綿密密、無有間斷。心念清楚明白即為「觀」；綿綿密密、無有間斷，即是「止」。若能止觀雙運，修習純熟，心中妄念頓消，定境現前，則身心和悅、輕安舒適。

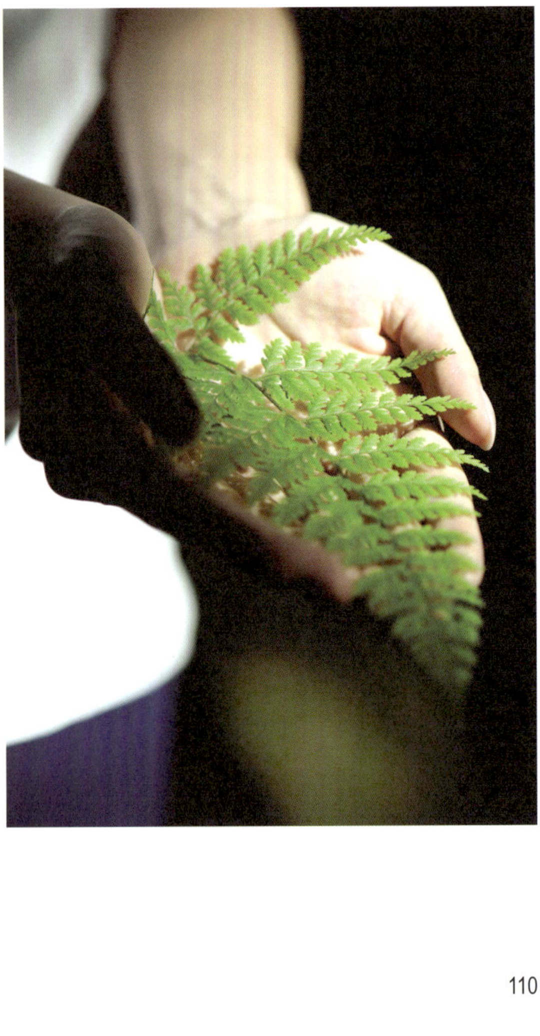

切斷惡循環，尋回本真自我

在上過兩次成長課程後，玲君下定決心要改變自己，而她第一個訂下的目標就是要每天晨跑。但第二天一早，當鬧鐘六點響起，玲君習慣性的將鬧鐘按掉，等再起來時，已經是八點了。

「明天吧，明天再開始。」但之後的日子，玲君還是一樣，每天早上匆匆起床，匆匆趕上班。

博文是個標準的上班族，工作很單純，只需要在上班時間內，將主管交付的客戶名單一一電話拜訪完就好，但博文沒有一天能在下班前做完，最主要的原因不是工作量太大，而是他總會有「等一會再開始」的念頭。

意識就像一條潺潺的小溪，在流淌的途中難免會遇到暗礁，這些暗礁就是內心的「魔障」，挫敗了，就退縮；恐懼了，就避開，只要有意識到危險，或可能受傷，就會趕緊遠離，深怕自己受到傷害，即便是明明知道，這些挫敗和恐懼極有可能能讓自己成長，也不願意面對。

切斷惡循環，遇見本我是學習靜坐最大的收穫。

從現在開始，從靜坐開始，試著說服自己的心去改變，這個過程也許漫長而艱難，需要你有足夠的耐心，畢竟變化是需要時間的，尤其是改變長期以來的「習性」。

打破「習性」，是把生命中本該有的勇氣和創造力找回來，而不是在日復一日的習慣中漸漸把「自我」都迷失。閉上眼睛，慢慢地體察自己的心，跟自己說，我不喜歡這樣束手束腳的生活，不喜歡自己被那些「教條」束縛和毒害，我希望擁有自由的

靜・心・小・語

靜坐能使身心達到寧靜的狀態

當你靜坐時，你單獨面對你自己，你是和你的自我在一起，所有的你合而為一。你和你自己的肉體、精神、毅力、目標結合在一起。你與自我回歸一體，只有自己與自我合而為一，你才能掌握真實的剎那。靜坐的力量來自虛空，靜坐創造了神聖的虛空，而虛空是廣納一切的空間。在虛空中，一切已超越文字與形式。虛空是無形的萬有，在寂靜祥和中，一切了然於心，讓靜默滲透到你每一個細胞，靜默就是祥和，祥和就是力量。從靜坐中，你已掌握了力量的泉源。

多鼓勵自己，讓自己相信自己的能力，並真誠的去面對自己平時逃避的事情，一旦你能認真的面對自己，就能脫離惡循環的控制，回到真實的本我。

心靈和嶄新的自我，希望能夠保持新鮮感和創造力，希望自己有足夠的勇氣去面對和應對生命中的每一份挑戰。

當你靜坐時孤獨地面對自己，放下了所有的包袱，忘卻所有的限制，將心靈敞向神聖不可探測的虛空，然後不可預知的力量導引著自我抵達超越時空的境地。

靜坐的地點，可選在山谷間、小溪旁、樹林裏、石洞中、瀑布前、寺廟內，其實大自然到處都是靜土，只要掌握到靜坐的訣竅與精髓，就能達到天人合一，萬籟俱寂的最高境界。

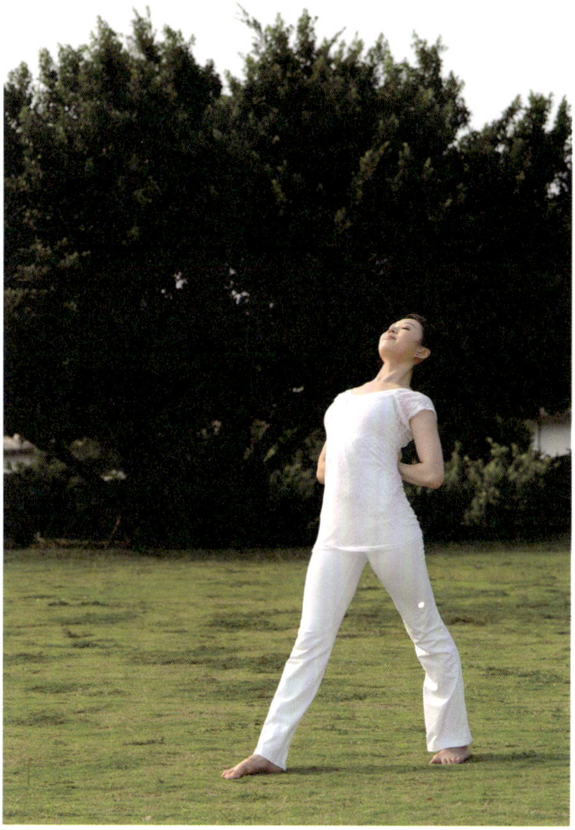

平氣．平息．平心

靜坐可以讓身體處於一種平和的狀態，不論是哪一種坐姿，只要是舒適的坐姿，就能幫助我們找到身體的平和。

事實上，人的身體與心靈本來就是相互關聯的，唯有身體平和，才能保持氣息的平和，進而達成精神上的平和。精神上的平和是冥想的最終狀態，同時也是目的。

現代人無一避免的，長時間都處在勞累的生活中，造成身體和精神上的疲憊及壓力，雖然身體上的不適可以藉助醫療或是其他的紓壓方式來得到舒解，但精神上的壓力，想放鬆下來，靜坐是你可以選擇的方式之一。

精神平和的人的平和會表現在生活的每一個方面。

當你在公司因為一件小事，被上司責備了；當你因為一點小誤會，和最好的朋友起了爭執；當你因為晚起了十分鐘，錯過了一班公車，以至於上班遲到被扣了錢；當你辛苦的煮好了一頓大餐，卻因為多放了點鹽，被嫌得一無是處；當你匆匆忙忙出門後，才發現洗衣機裡的衣服忘了拿出來曬……

很有可能，你一整天的情緒，就被這其中的某一件事情給掀起了驚濤駭浪，一整個人都陷在一種低氣壓中，找不到出路，甚至產生躁動不安，讓你失去了平日的穩定和清醒。

在很多時候，精神上的狀態是被我們忽略的，不論經歷再大的衝突，我們都認為「休息一下」就好，然而，休息，並不能讓精神狀態得到平靜，反而會讓這種精神上的不安定有了一定程度的累積，直到崩潰，徹底的難以挽回。

我們都知道，平心才能靜氣。靜坐能幫助我們將精神世界穩定下來，把從生活上帶進來的心靈垃圾清理出去，讓我們能和我們的精神層面，做一次又一次的零距離接觸。

這就是有效的靜坐，將精神引導進平和。當精神平和下來時，你會領會到那種奇異的感覺，彷彿萬籟俱靜，但你置身於一處令人神往的場景中。在那裡，你自在而完全地把自己打開，生活裡的吵雜、你精神中的負面影響，都不存在了。

要注意保持平和的狀態，將它穩定下來，平和的精神狀態讓你感悟到生命的本質、世界的美好。

精神是可以鍛鍊的，可以從不平和走向平和，從不穩定走向穩定，靜坐可以幫助我們調整這一切，並使我們的氣息、身體和意念，達到最平和的境地，將所有有害的雜念一一排除，如此，我們便有了自我調節的能力，這些都是靜坐能給我們的。

靜・心・小・語

透過靜坐讓心境平和

靜坐，可以藉由靜心、數息等動作，讓你的精神達到平和，並將這種平和延續到你的生活中，你可以從身體的平和，到氣息的平和，再到心靈的平和，只要你願意放下心中的雜念，專心一致的靜坐。

靜坐在讓精神漸漸平和下去的過程中，不僅能使我們的五官、身體機能的進程都緩慢下來，還能讓我們對外界、對自己身體的感知也漸漸的緩慢下來，更能把注意力集中到精神層面的自己。

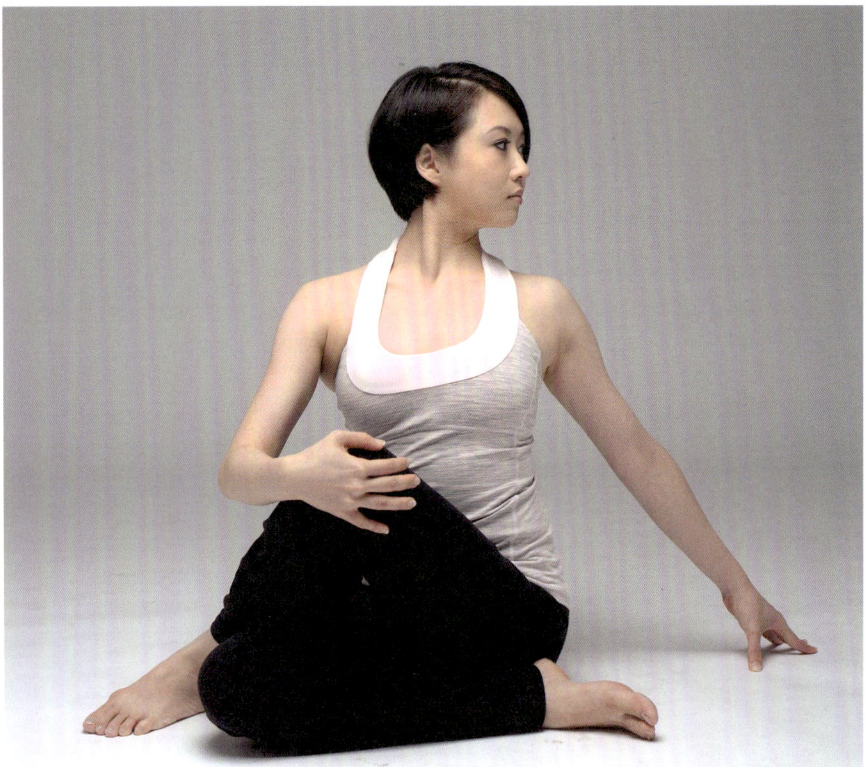

喚醒正面的能量

「小蓉，妳為什麼又沒有考滿分了？妳書是讀到哪裡去了？」

「小蓉，我真的不知道妳怎麼和姐姐差這麼多，妳姐姐這麼聰明，妳怎麼會這麼笨？」

「小蓉，妳不知道我不喝熱茶嗎？這麼燙我怎麼喝。笨手笨腳的。」

小蓉和姐姐差二歲，從小，所有最好聽的讚美都不偏不倚的落在姐姐身上，而她，永遠是被責備與輕視包圍著，本來，她也覺得自己和姐姐其實也差不多，姐姐考滿分，她也不過只差個一、二分，但不知道為什麼，從父母到師長，甚至在朋友群裡，幾乎沒有一個人肯定她的存在價值，久而久之，她也開始覺得自己很差了。

相信很多人都曾有過類似的經驗和成長過程，這些生活中的「負能量」，有痛苦的、有悲傷的，也有充滿壓力的，多多少少都對我們的身心造成一些長遠性的影響，形成我們性格上的一部分。

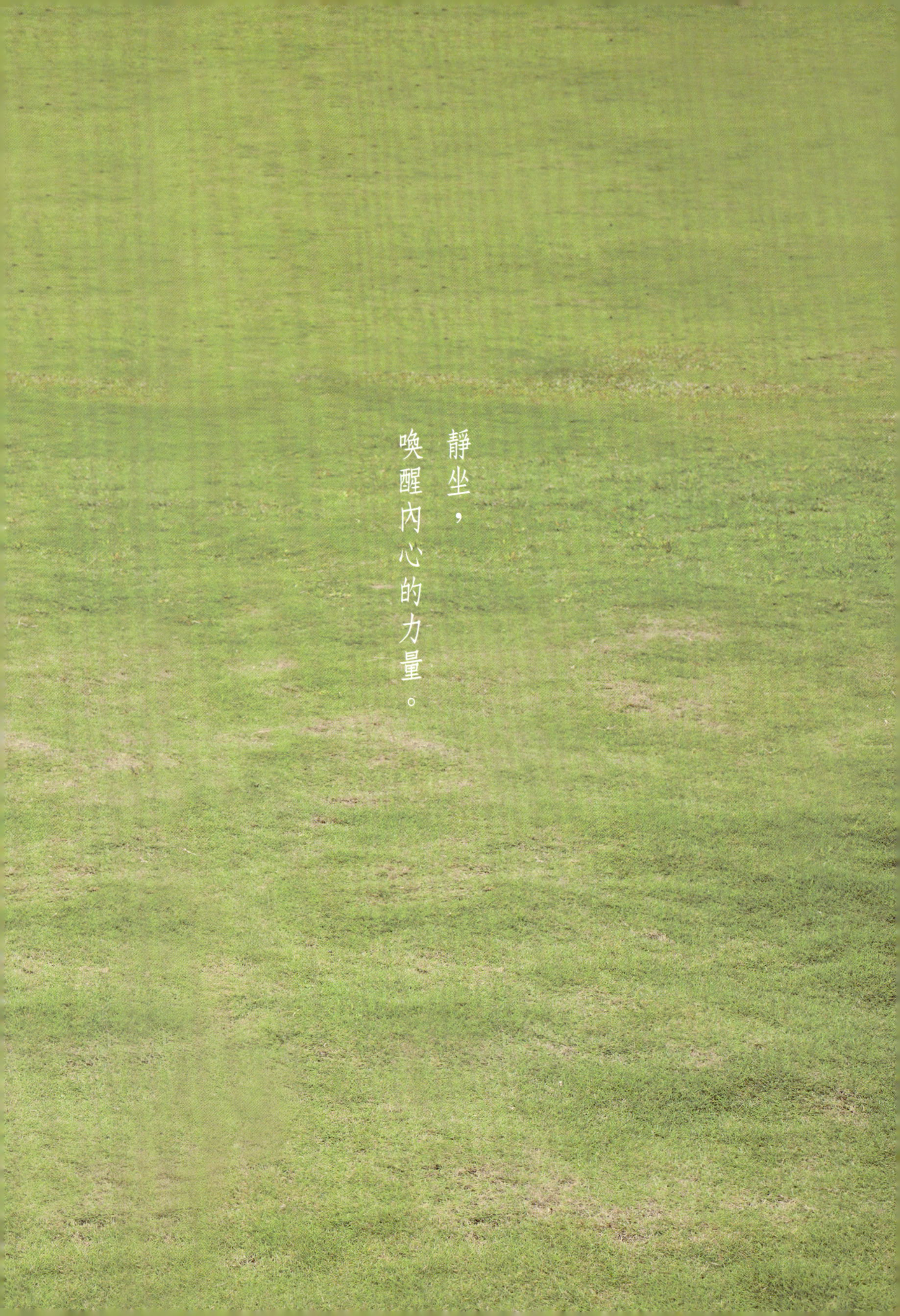
靜坐，
喚醒內心的力量。

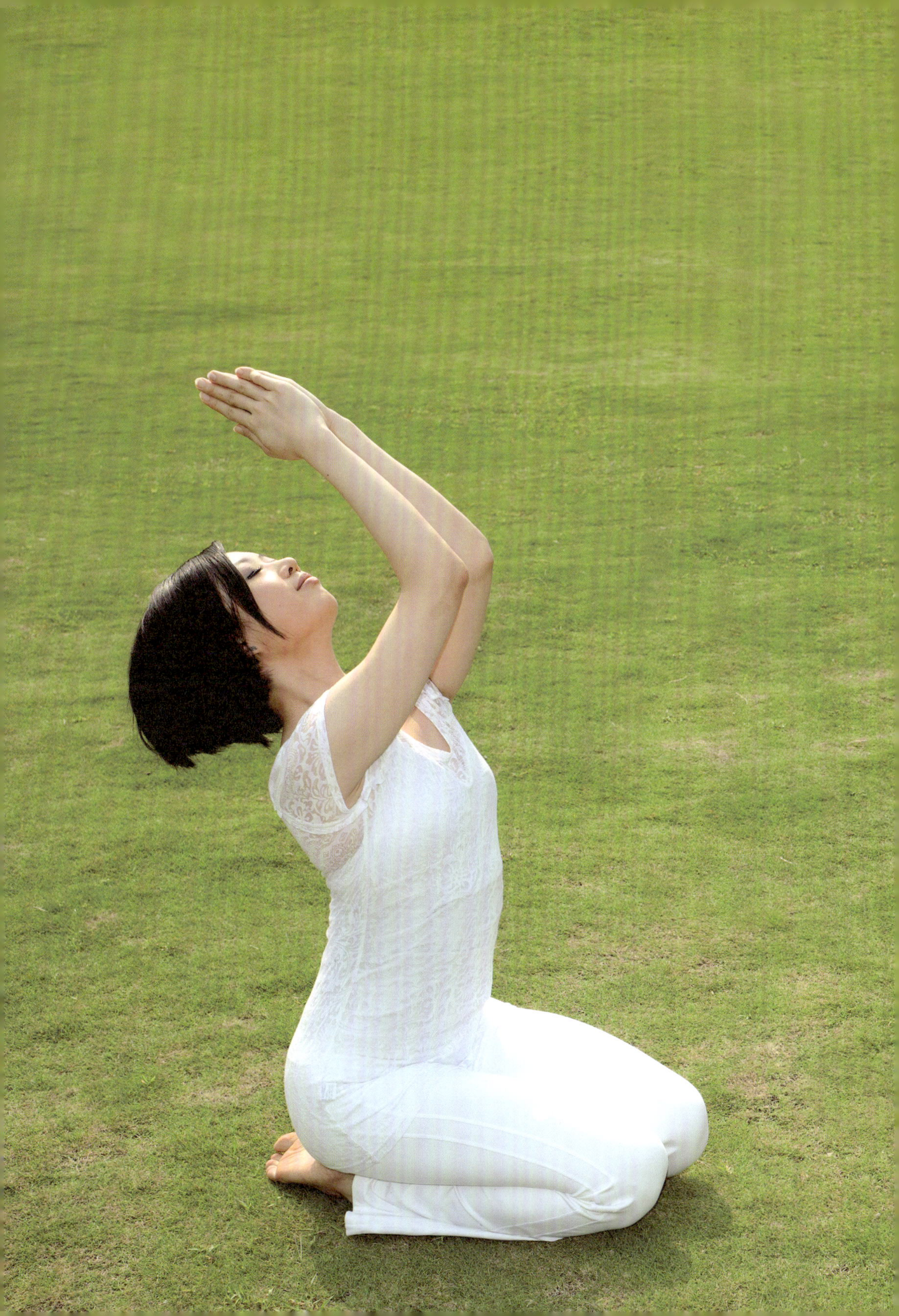

靜・心・小・語

靜坐是喚起內心力量的過程

在穩定的呼吸中，我們的生命在悄悄更新，靜坐為我們提供了一個調節身心的過程，將我們潛藏在心中的能量，發揮出來，讓我們能面對和戰勝你現在與將來生命中遇到的所有困難。

每一次的靜坐，我們都要嘗試進一步去開發自己潛在的力量，也更深入的瞭解自己，漸漸地，你會發現和挖掘到以前被你忽略的那一方面能量，你漸漸超越了自己的期望，看到了自己真實的強大，相信這會讓你有全新不同的感受，也讓你有更大的成長空間。

要改變一個人的性格自然不容易，但是，若能在不好的性格形成前，就能加以處理、消除，要有健全的性格就不會太難了。

靜坐可以幫我們潛入自己廣闊的意識，感受它的開放與親切。內心那個完整的你，完全地呈現了出來，你看到自己的某些陰暗面，也看到健康積極的自己。現在，我們要做的是把自己積極的力量召喚出來，讓它們發揮作用。

靜坐時，可以與內心對話，當你慢慢的靠近你的內心，將脆弱、受傷的地方，一一修補，以愛和關懷，將消極、負面的能量都消除，喚醒心裡正面、積極的力量。

當你感覺到自己脆弱、不安時就靜坐吧！將身、心、靈的平靜找回來，想像在過去的時光裡，你所具備的能量，並讓它們發揮作用，讓它們支撐著你，使你能毫無畏懼的去面對未來生活中所可能遇到的艱難和挑戰。

盡可能的回想自己生命中最美好、最精彩的時刻，當你靜坐時，將所有的力量匯聚起來，當你充滿了滿足和安全感，感受到力量的同時，也感受到了自己的充盈富足。無論任何時刻，這股力量都會伴隨著你，而你只需要將它完整得呈現出來，讓它持續發揮作用。

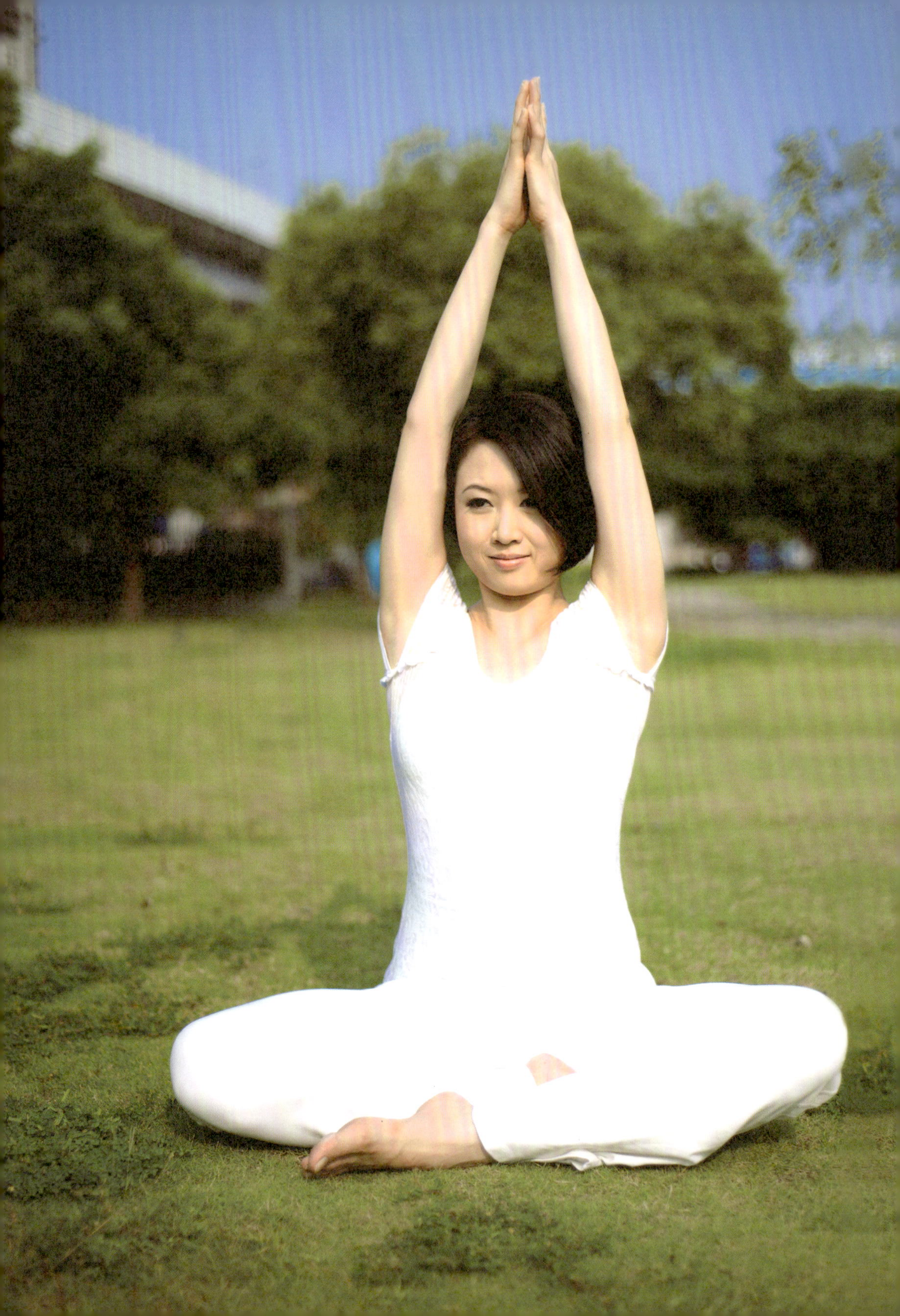

Part 5
靜坐Q&A

也許你不知該怎麼靜坐，
也許你對靜坐還有些許疑慮，
所有你想知道的靜坐的問題，
都將在這裡獲得解答。

Q1 靜坐可以降低欲念嗎？

A1

在靜坐的過程中，我們確實會想強調某些功用與效能，比如說，對於身體疾病上的幫助或降低自己的雜念等。然而，其實如果在靜坐時這麼想，在靜坐時的雜念與欲念反而會愈來愈多，而且愈來愈複雜。

通常我們在練習靜坐後，便會體驗到某些幸運的循環，感覺好像運氣變好了。我們在這裡姑且先不提運氣是不是真的變好了，但是因為靜坐，我們會在無意間轉變自己對這個世界原有的價值觀，自然而然的，就可以活得比較快樂，感覺比較幸運。所以感覺運氣變好是很有可能的。然而，這樣的快樂並沒有任

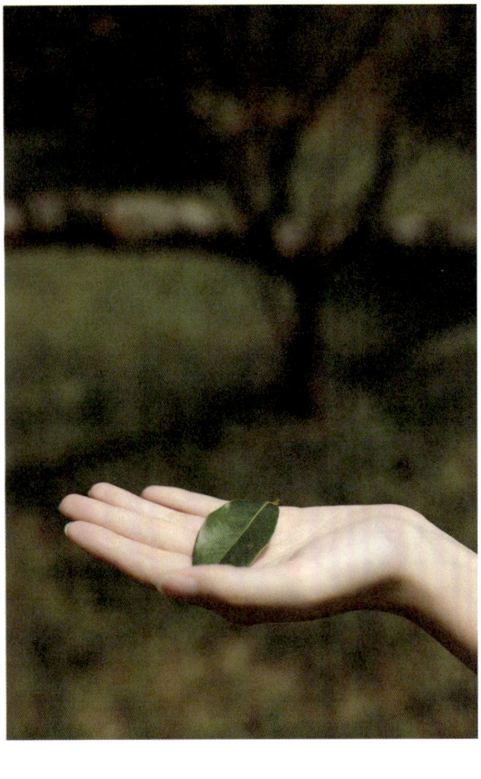

何預期的目標與理想。

靜坐最主要的是調整我們原本疲累的作息，透過靜坐，我們可以讓心靈獲得充分的沉澱。所以，其實我們只要重複並規律的練習靜坐，降低欲念與雜念其實是很自然的事情。

Q2 靜坐就打嗝或咳嗽是為什麼？

A2 在靜坐時，會覺得身體有股能量一直往上衝。然而，這樣的能量對身體本身的機制會自我調理。中醫醫學上說：「通則不痛，痛則不通。」在靜坐後，經絡也跟著活絡、疏通了。在這樣的過程中，我們的身體會出現一些自然的反應，在這些自然反應中，最常出現的就是打哈欠、打嗝，以及咳嗽等狀況。這是身體自然的排除內部負面的情緒以及不好的氣息。例如在生活中，我們常感覺到緊張、壓力、焦慮、鬱悶、悲傷、嫉妒、不平等、怨恨等。如果經常練習靜坐，久而久之這樣的狀況會變少，因為自己負面的情緒開始有了排解的地方，漸漸的就不會一靜坐就開始打嗝或咳嗽了。

Q3 靜坐需要每天都實行嗎？

A3 剛開始的初學者，靜坐不一定每天都得進行，不過必須要有規律與時間。就如同人們都會在固定的時間片段中想到要洗澡、吃飯般。靜坐的功效是讓身心靈可以重新獲得平衡與淨化、沉澱。然而，在現在的生活裡，每天都有不同的壓力來源，在這樣繁重又複雜的生活圈中，適時的找個固定的時間讓自己可以多沉澱一下必然是好事。所以我們的建議是，靜坐的練習在經過了一段時間後，應該要每天都施行，每天早晨或晚上，整理自己的情緒，靜坐幾分鐘，讓自己整顆心可以放下來，如此一來，如果是早上靜坐，接下來一整天就可以保持著很好的活力去面對生活；若是晚上靜坐，正好也可以讓自己心無罣礙，不會在睡前胡思亂想，可以安心地、好好地睡一覺，等待明天的到來。

Q4 靜坐完反而不容易入睡怎麼辦？

A4 在忙碌的生活中，接受了一整天的紛紛擾擾後，其實心裡所想的、所顧慮的事情是很雜亂的，亦就是所謂的「雜念」。通常而言，靜坐，是為了讓自己在忙碌的心情中，透過二十分鐘的冷靜，重新獲得沉澱，所以，在靜坐後通常應該是可以很安穩的入睡才是。不過有些人卻在靜坐後，發現自己反而不容易睡著，其實原因也不難理解。靜坐時，整個經絡系統是會暢通的，像是打了很多結的水管一下子被解開一樣，水會在解開過後的時間迅速的往前流動，讓整體維持一個動態有活力的狀態。

經絡暢通後，其實體內的氣以及血液也會快速的流動，讓整個身體重新恢復活力！此時，如果在靜坐的練習結束後馬上去睡覺，就容易睡不著，反而精神飽滿。那應該怎麼辦呢？其實最有效率的方法就是，當自己還沒辦法適應這樣的狀況時，就先調整一下自己靜坐的時間吧！如果我們可以把練習靜坐的時間調整成早晨剛起床，持之以恆，其實效果也是差不多的。

Q5

靜坐會走火入魔嗎？

A4

「走火入魔」一詞，感覺是只會出現在武俠小說或和宗教性仰有關的事情。不過，其實「靈魂出竅」與「走火入魔」有異曲同工之妙，走火入魔也絕對不是跟神鬼古怪有關的名詞或事情！

在前面的內容中，我們在討論靈魂出竅時，其實我們就有說到，在靜坐時，因為心情可能從未或是很久沒有這麼放鬆自己、沉澱自己的心情了，所以靜坐時會覺得有股靈魂出竅的感覺！事實上，靈魂出竅在科學的說法上面，到目前為止還是未定論，極有可能只是宗教或民間的各種說法而已。「走火入魔」一詞就更不用說了，就我而言，也只有在武俠小說中「練功」時才有可能出現的台詞，也無法辨認真假。

「靜坐」與「走火入魔」間，我覺得應當是和心理的思維有關，有可能在靜坐、沉澱心靈的同時，心理表面清澈了，卻還沒辦法讓潛意識完全寧靜、靜謐下來，所以才會感覺心裡有怪異的狀況出現。總之，在靜坐時，把自己的想法全部清空，唯一你要想的，就是『空』，只要虔心在靜坐中，自然而然的，這樣怪異的感覺就會漸漸的消失不見。」所以請各位也不用有太多顧慮囉！

Q6 靜坐時腿會麻怎麼辦？

A6 靜坐時，我們所採取的姿勢可能會有所不同，例如我們在第一章節時所談論到的：有「雙盤」式、「單盤」式，甚至還有所謂的「獅子王臥法」。在這些的靜坐姿勢中，一來是因為像「雙盤」的坐法對於初學者而言就有難度，長期固定在這樣的姿勢一定會感覺到有些許的不舒服；二來則是因為，如果這些坐法中，您選擇了其中一項來練習靜坐，然而姿勢上面或靜坐方法上有錯誤，就會造成腿麻。如果在靜坐時遇到腿麻的狀況，我們的建議是讓靜坐的練習停止，停止的意思是指當下的停止！然後在下次的規律靜坐時，把靜坐的時間稍作調整，然後再看、再檢查一次自己靜坐的姿勢，如果有錯誤一定要盡快調整，如此一來，才不會因為血液的不暢通，導致靜坐的練習反而造成負面的效果。

Q7 靜坐時，腦子會不由自主的亂想怎麼辦？

A7

「靜坐」，主要是讓自己完全放空，什麼都別想，即使要想，也是想著「靜坐」這件事情而已。不過，在初學者一開始練習著靜坐時，腦子會不由自主的開始亂想，這樣的行為跟狀況是可以被理解的。

一開始，我們因為心中仍然有些許浮躁的情緒，所以閉起眼睛開始靜坐時，我們一定會想一些日常生活中的事情，不管是正面的情緒還是負面的情緒，然而，由於很多人在靜坐的初期，常會想「找點事情」去想，避免自己「無聊」，偏偏「打發時間」與「解決無聊」就是靜坐的練習中一個很大的禁忌！

靜坐時，我們主張的、力求的，就是身心靈的完全寧靜與沉澱，目的就是為了在喧鬧的外在世界中，忙碌後可以擁有一點自己的空間與時間讓自己完全休息，然而，如果腦子開始不由自主亂想時，靜坐自然也就達不到它的效果。該怎麼辦呢？我們其實只能慢慢的要求自己，讓自己在靜坐、打坐時讓腦袋漸漸放空，如此一來，靜坐才能發揮功用與效力，讓生理、心理可以獲得調整以及休息！

Q8 長時間靜坐是不是不好？

A8 我們其實很鼓勵人們有時間就靜坐，以安定自己的身心靈。但是，如果因而將生活中大多數時間都拿來靜坐，不見得是一件好事。

有很多老年人喜歡長時間利用靜坐過日子，以求「靜坐日久求龜壽」的效用。其實，這種作法反而不利於老人的養生。因為長時間靜坐所引起的危害實際上比好處多很多，例如：引起全身肌肉痠痛、脖子僵硬和頭暈頭痛等，這些危害會加重老年人的腰椎疾病和頸椎病，使全身血容量減少，心臟功能減退，也加重老年人心臟病，使動脈硬化、冠心病、高血壓等病症提前發生。

而且長時間坐著不動的人，遠比一般人更容易得血栓。血栓往往在人們長時間靜坐以後形成，一般在腿部，但如果形成在肺部和大腦，則容易致命。在國外也曾經報導，紐西蘭一位婦女因為看了三小時的電影後，而感到右腿劇烈疼痛，第二天則開始浮腫，被診斷已患上血栓。醫生說該病人常在電腦前靜坐二至三小時，這可能增加了患血栓的機率。

此外，長期的靜坐還會引起腸胃蠕動減慢，消化腺分泌消化液減少，出現食欲不振等症狀，加重老年人腹脹、便祕、消化不良等。因此，人們無論在何種情況下，靜坐時間長了都要活動活動腿，最好站起來走一走。

Q9 孕婦能不能靜坐？

A9 孕婦其實是可以靜坐的。不過要特別注意的是，我們靜坐的前提還是以「身體健康」為主，換句話說，如果靜坐的姿勢會造成身體的不適，因為孕婦的肚子會一天一天的大起來，盤腿的靜坐極有可能壓迫到胎兒，不但使孕婦不舒服，還會影響胎兒的發育，這時我們就建議改變姿勢，甚至停止靜坐的練習。

如果孕婦真要靜坐，我們會希望不要盤腿！畢竟在靜坐的過程中，盤腿不是必然，追求的只是身心靈的沉澱而已；或是我們可以用「獅子王臥法」來施行靜坐，躺臥著會比坐著舒服很多。不過，如果身體還是覺得不適，我們的建議是先立即停止靜坐的練習，等到生產完、坐完月子後，再慢慢調整回規律的靜坐。

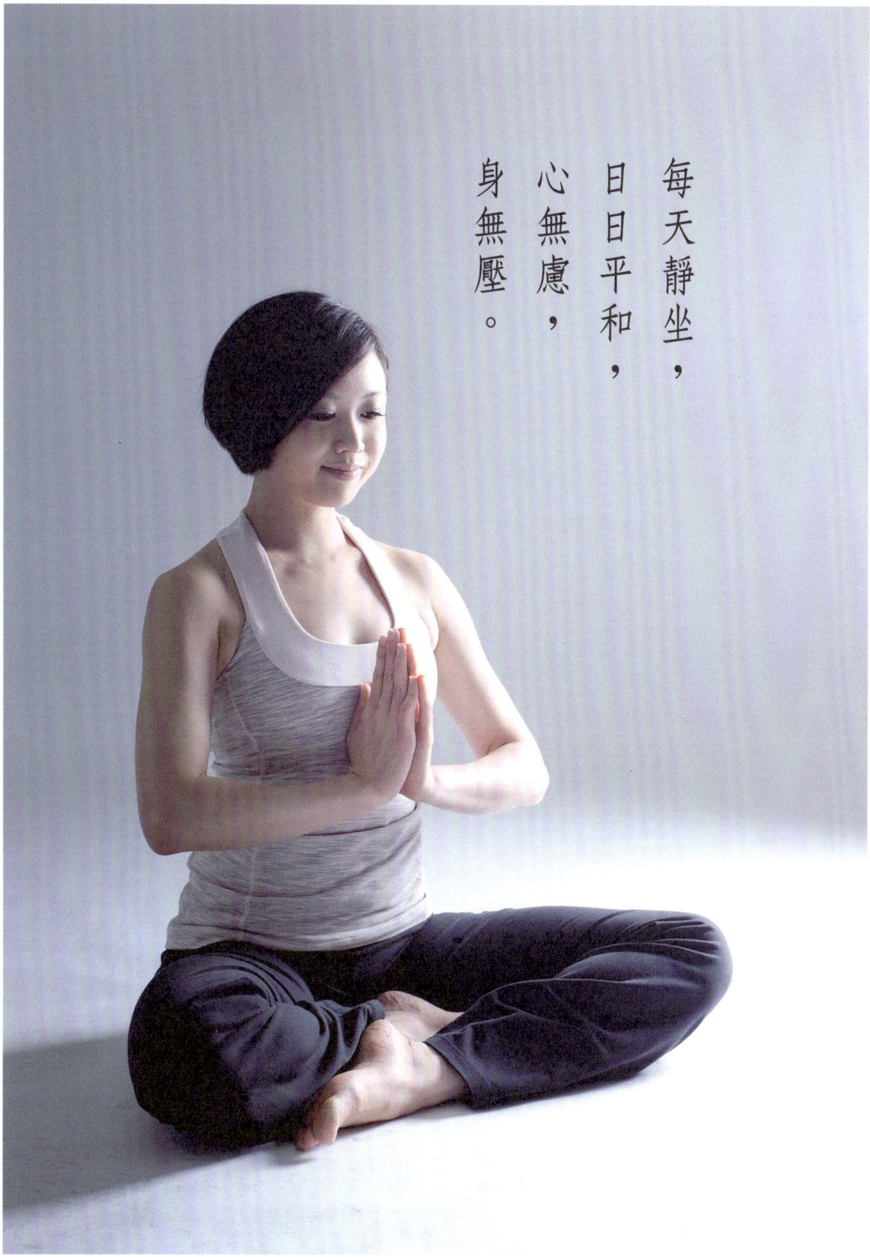
每天靜坐，
日日平和，
心無慮，
身無壓。

Elegantbooks
以閱讀，享受健康生活

SMART LIVING 養身健康觀 04

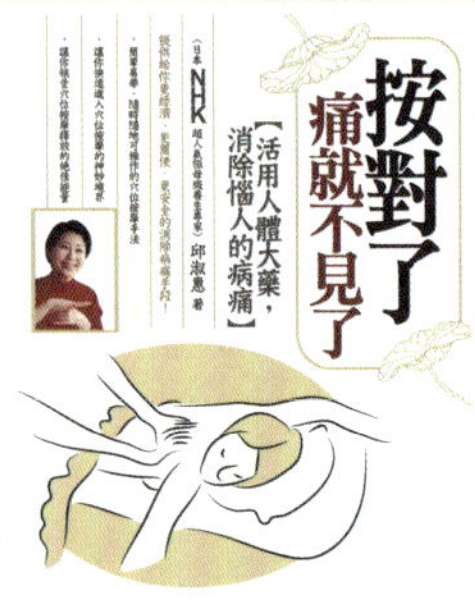

按對了，痛就不見了！

作者：邱淑惠
定價：280元

規格：17×21cm・285頁・雙色

穴位按摩大師邱淑惠將在本書中提供給你全面而完整、基本且重要的穴位按摩知識及要領。就算你對於尋找穴位這樣的事情毫無自信，也沒關係，書中詳細的告訴你應該知道的所有訊息。

SMART LIVING 養身健康觀05

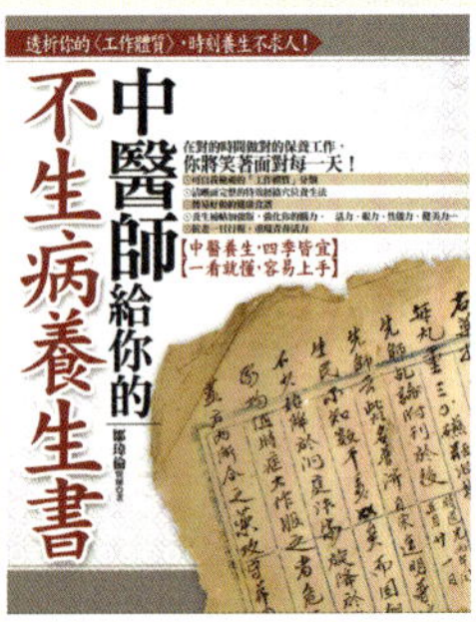

中醫師給你的不生病養生書

作者：鄒瑋倫
定價：240元

規格：17×21cm・221頁・雙色

瞭解個人的「工作體質」，遵循時辰經絡的養生法則，平衡氣場的能量，就能排除百病，讓你面對繁雜惱人的工作時，仍然活力充沛，健康滿點！

SMART LIVING 養身健康觀06

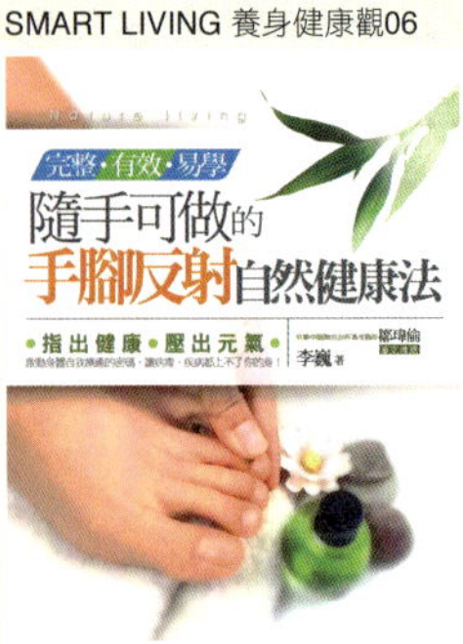

隨手可做的手腳反射自然健康法

作者：李巍
定價：250元

規格：17×21cm・255頁・雙色

隨著人們生活節奏逐漸的加快，工作壓力大，越來越多的人處於亞健康狀態，讓身體的疲勞感增加。而手足反射健康法為一種簡單易行、方便快捷的養生方法，不啻為調整身體狀態、緩解生活壓力一種較理想的方式。

SMART LIVING 養身健康觀01

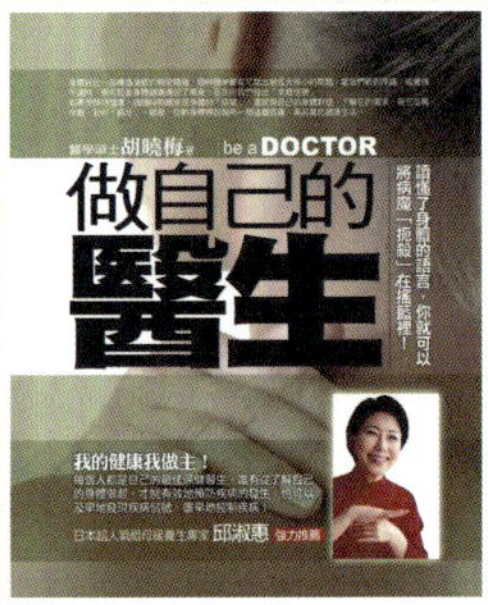

做自己的醫生

作者：胡曉梅
定價：250元

規格：16.5×20cm・256頁・雙色

我的健康我做主！每個人都是自己的最佳保健醫生，唯有從瞭解自己的身體做起，才能有效地預防疾病的發生，也可以及早地發現疾病信號，盡早地控制疾病！

SMART LIVING 養身健康觀02

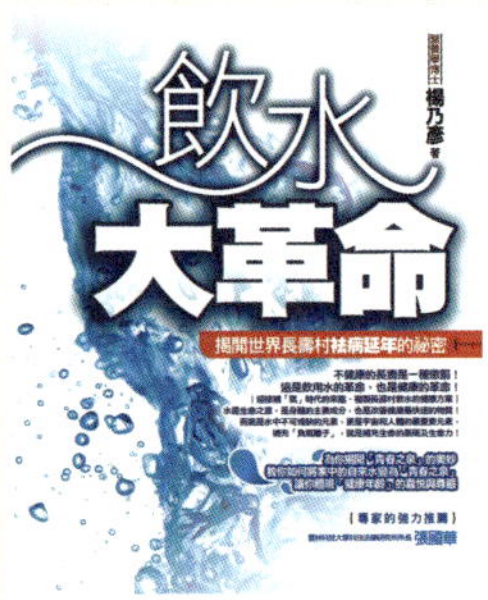

飲水大革命

作者：楊乃彥
定價：200元

規格：16.5×20cm・166頁・雙色

水是生命之源，是身體的主要成分，也是改善健康最快速的物質！而氫是水中不可或缺的元素，補充「負氫離子」，就是補充生命的基礎及生命力！為你揭開「青春之泉」的奧妙，教你如何將家中的自來水變為「青春之泉」。

SMART LIVING 養身健康觀03

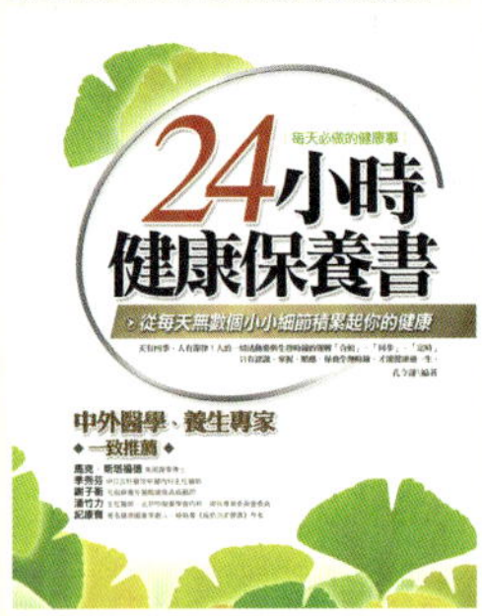

二十四小時健康保養書

作者：孔令謙
定價：199元

規格：17×23cm・316頁・雙色

本書透過人一天的生活，從睡眠，飲食，養生等眾多知識點總結出每個人必需面對和注意的健康的生活方式和科學養生理念，用通俗易懂的文字，以專家的解讀，給予和全面的健康照料，給你最科學、最全面、最實用的健康呵護！

SMART LIVING 養身健康觀11

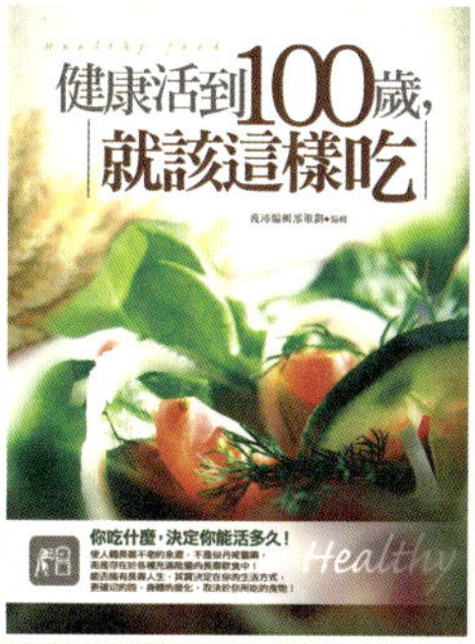

健康活到100歲，就該這樣吃

作者：養沛文化編輯部
定價：280元

規格：17×23cm．253頁．彩色

本書將帶你探討老化發生的原因，並從大腦、身體、肌膚、心理四個面向來追求整體長壽的目標。分享各種抗老化的食療與養生保養原則，讀完本書你將發現，擁有長壽人生再也不是夢想！

SMART LIVING 養身健康觀12

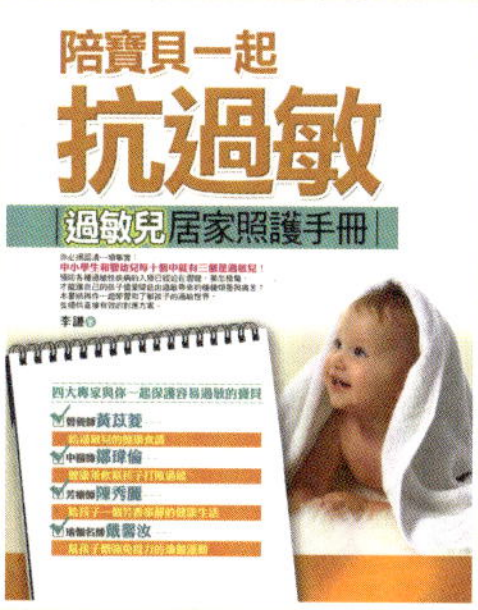

陪寶貝一起抗過敏

作者：李謙
定價：280元

規格：17×21cm．221頁．雙色

打開本書，你將走進一個屬於過敏的世界，我們將一起充分而專業的學習和瞭解，在孩子成長的不同階段所可能發生的各種過敏現象，一起分享針對不同過敏性疾病的最佳對策。

SMART LIVING 養身健康觀13

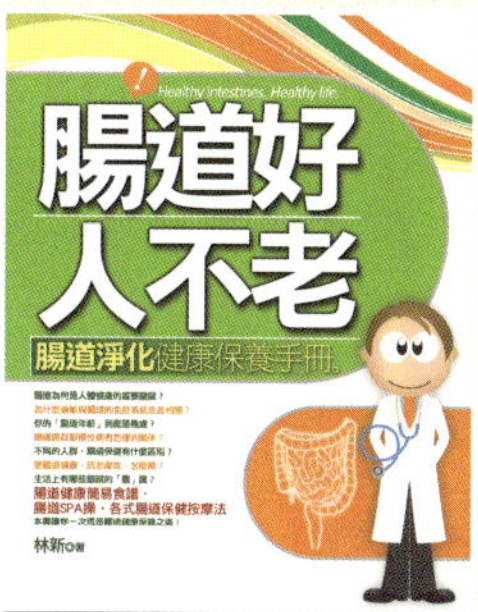

腸道好，人不老

作者：林新
定價：250元

規格：17×21cm．238頁．雙色

本書從弄清楚腸道基本機能開始，透過認識自己腸道的真實年齡，瞭解腸道內的有益菌群，學習科學預防和治療腸道的基本方法，讓你從一名腸道知識門外漢，成為一名解決腸道問題、精通養護腸道的健康專家！

SMART LIVING 養身健康觀14

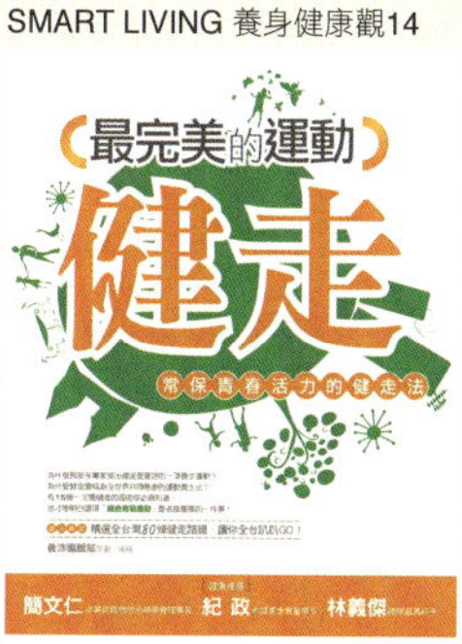

最完美的運動！健走

作者：養沛文化編輯部
定價：240元

規格：17×21cm．219頁．雙色

健走這種運動可說是好處多多的「綠色有氧運動」，再加上它不占場地、不用設備、不必花錢……你還等什麼呢？快加入健走的行列吧！

SMART LIVING 養身健康觀07

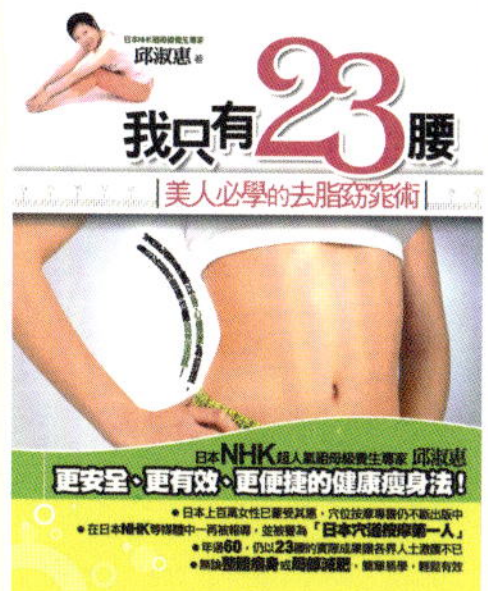

我只有23腰

作者：邱淑惠
定價：250元

規格：17×21cm．239頁．雙色

邱淑惠老師即從中醫的角度揭示肥胖的原理，結合和學研究資料，透過介紹穴位按壓瘦身的方法，輔助以健康飲食和運動，來幫助讀者樹立正確的的瘦身觀念，享「瘦」健康新生活。

SMART LIVING 養身健康觀08

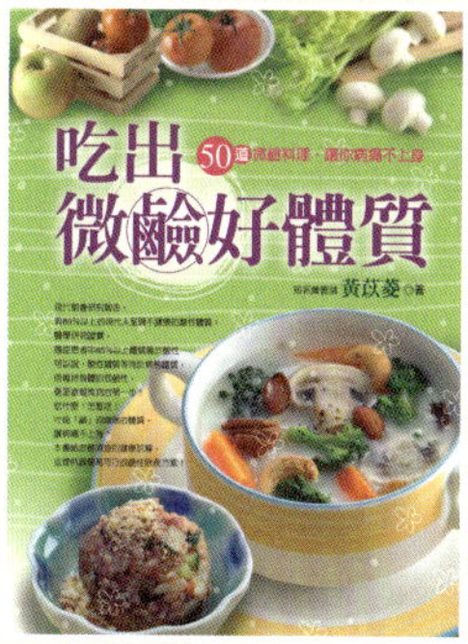

吃出微鹼好體質

作者：黃苡菱
定價：250元

規格：17×23cm．155頁．彩色

維持身體的弱鹼性，更是遠離疾病的第一步！吃什麼？怎麼吃？才能「鹼」回健康的體質，讓病痛不上身？本書給你最清楚的健康解說，並提供最簡易可行的鹼性飲食方案！

SMART LIVING 養身健康觀09

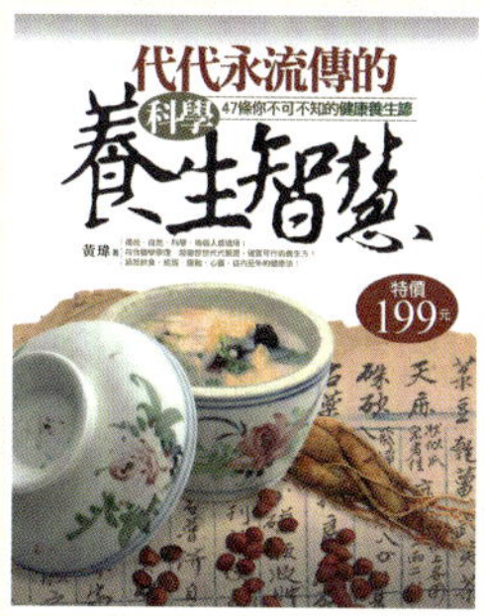

代代永流傳的科學養生智慧

作者：黃瑋
定價：199元

規格：17×21cm．238頁．雙色

本書透過諺語釋義、養生原理、養生小竅門三個方面，闡釋諺語的涵義，顯示它在醫學層面的科學性、可操作性，並整理出實用的方法，以簡單易懂方式讓你瞭解運用。

SMART LIVING 養身健康觀10

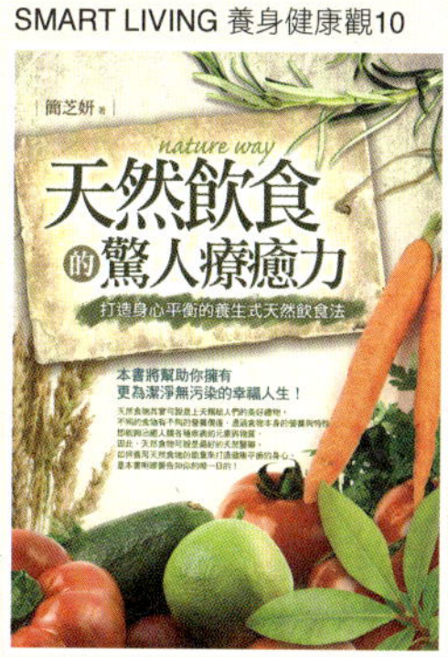

天然飲食的驚人療癒力

作者：簡芝妍
定價：280元

規格：17×23cm．251頁．彩色

本書從天然飲食出發，先分析六大類天然飲食食材療法，幫助你預防文明病與癌症；改善各種慢性病引起的生活症狀，以及各種疑難雜症。透過天然飲食，你將發現身體會變得更為潔淨，原本暴躁的情緒也會變得比較平靜舒暢！

SMART LIVING 養身健康觀19

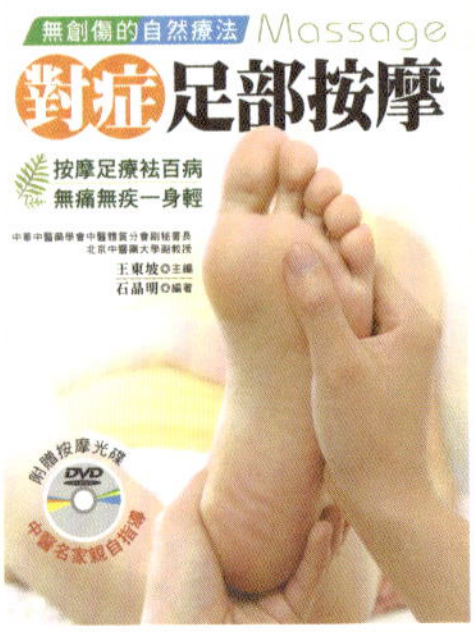

對症足部按摩

作者：王東坡主編
石晶明編著
定價：380元

規格：19×26cm・159頁・彩色

本書提供了安全、簡單、有效的足療方案，可隨時隨地進行，是一種無創傷的自然療法，也是建構健康人生的最佳利器！

SMART LIVING 養身健康觀20

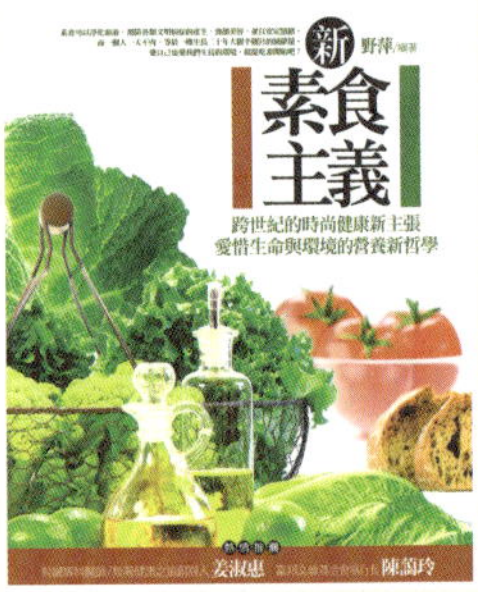

新素食主義

作者：野萍
定價：250元

規格：17×21cm・271頁・雙色

素食可以淨化血液，預防各類文明病症的產生，並且養顏美容，安定情緒。而一個人一天不肉，等於一棵生長二十年大樹半個月的減碳量。愛自己也愛我們生長的環境，就從吃素開始吧！

SMART LIVING 養身健康觀21

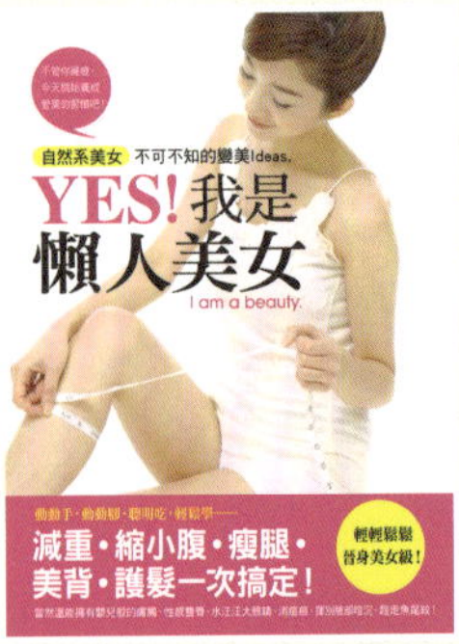

YES！我是懶人美女

作者：養沛文化編輯部
定價：240元

規格：17×21cm・187頁・彩色

這是一本可以幫助你實現美容願望的書，教你如何運用蔬菜、水果以及各項簡單方法，讓減重、縮小腹、瘦腿、美背、護髮一次搞定！

SMART LIVING 養身健康觀22

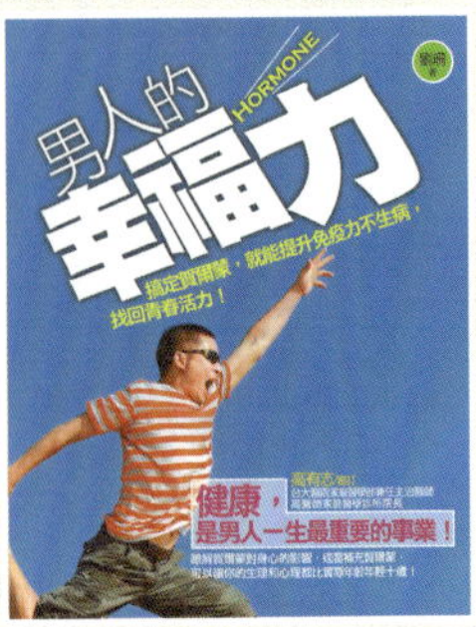

男人的幸福力

作者：劉姍
定價：240元

規格：17×21cm・201頁・雙色

現代男性最重要的話題，就是懂得保養自己的身體。當你瞭解荷爾蒙對身心的作用，適當補充體內下滑的荷爾蒙，可以讓你生理與心理都比實際年齡年輕十歲！

SMART LIVING 養身健康觀15

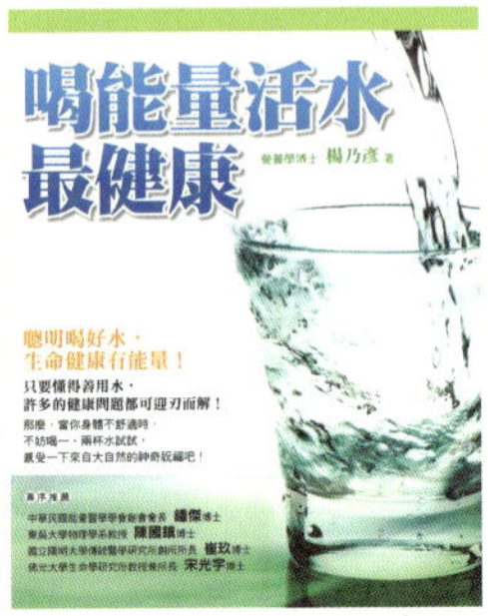

喝能量活水最健康

作者：楊乃彥
定價：250元

規格：17×21cm・219頁・雙色

只要懂得善用水，許多的健康問題都可迎刃而解！那麼，當你身體不舒適時，不妨喝一、兩杯水試試，感受一下來自大自然的神奇祝福吧！

SMART LIVING 養身健康觀16

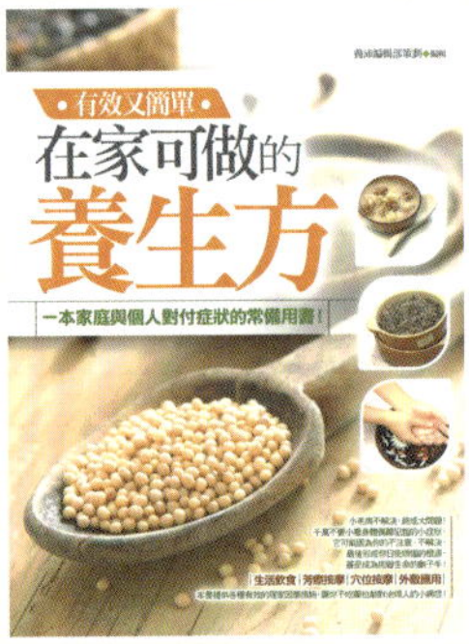

有效又簡單・在家可做的養生方

作者：養沛文化編輯部
定價：280元

規格：17×23cm・247頁・彩色

本書從頭部、手部、咽喉、肌肉、腳部、肌膚等部位，逐一分析每個症狀發生的常見原因，並提供舒緩症狀的緊急措施，還有防止症狀發生的居家因應措施，讓你毛病不上身，快樂過一生！

SMART LIVING 養身健康觀17

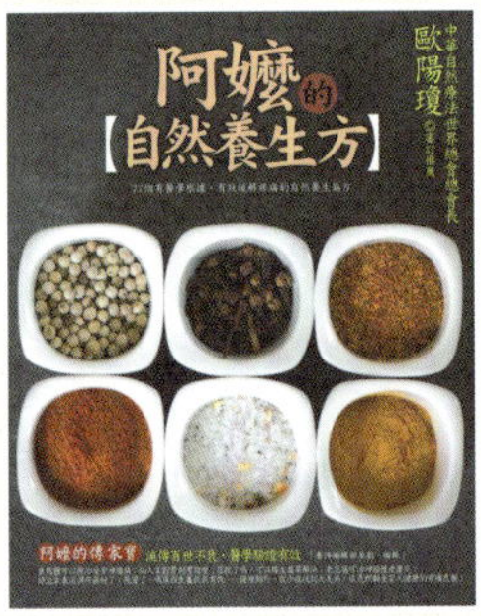

阿嬤的自然養生方

作者：養沛文化編輯部
定價：250元

規格：17×21cm・247頁・雙色

本書以中醫藥學為基礎，篩選了一些較有醫學根據的偏方，再為大家分析其中的有效成分，及對疾病的作用，希望讓你在瞭解偏方的原理後，再遵循醫師的指導使用，相信對一般的疾病就能有一定程度的緩解效果！

SMART LIVING 養身健康觀18

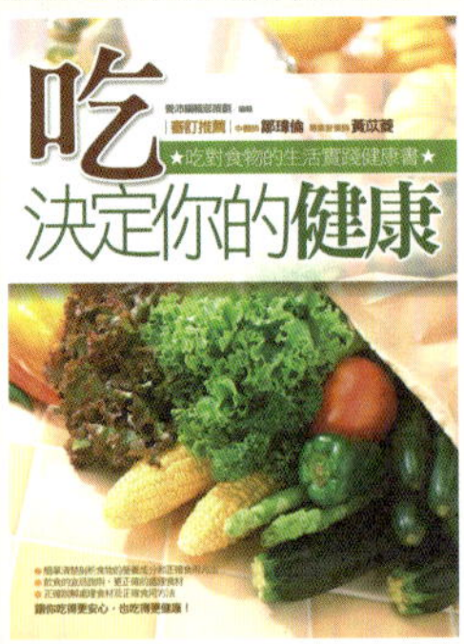

吃，決定你的健康

作者：養沛文化編輯部
定價：280元

規格：17×23cm・251頁・彩色

本書就是希望能夠讓你更瞭解食物本身對人體的好處和壞處，以及該如何處理、搭配食材，讓我們在每天的飲食中，能夠攝取到足夠的養分，更進一步享受健康滿點的人生！

SMART LIVING 養身健康觀27

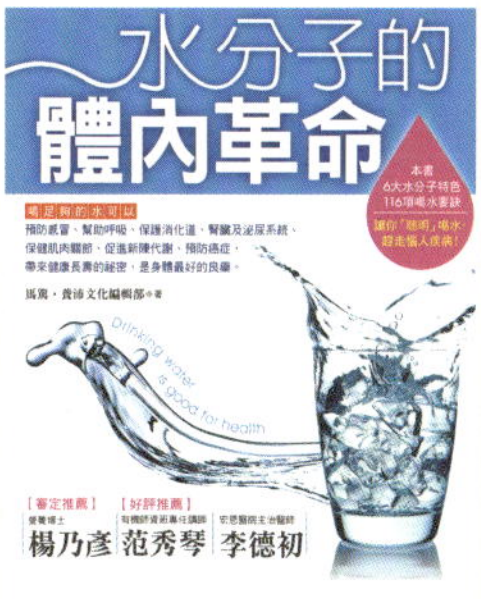

水分子的體內革命

作者：馬篤．養沛文化編輯部
定價：220元

規格：17×21 cm．224頁．雙色

喝足夠的水可以：預防感冒、幫助呼吸系統順暢，減輕過敏及哮喘、保護消化道，如胃、十二指腸、預防腎臟及泌尿系統疾病、保健肌肉關節、促進體內新陳代謝，預防糖尿病、高血壓、肥胖、預防癌症。水為身體帶來健康長壽的祕密，是人體最好的良藥。

SMART LIVING 養身健康觀28

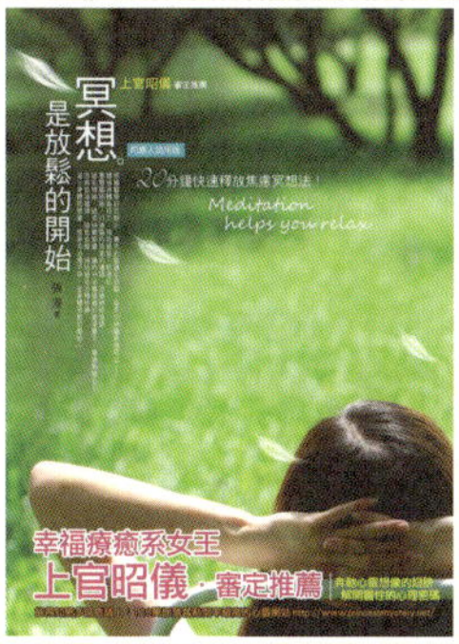

冥想,是放鬆的開始

作者：張漫
定價：280元

規格：17×23 cm．240頁．彩色

20分鐘快速釋放焦慮冥想法！陀螺人適用版！冥想喚醒潛意識的感知，為心靈打開一扇窗，讓塵封已久的想法飛出去，照見自己最真實的存在。冥想可以釋放身體的壓力、代謝沉痾的心靈、擁有樂觀的自信；在冥想中，你將會發現問題被解決了，一個嶄新的開始，就在未來等著你！

SMART LIVING 養身健康觀29

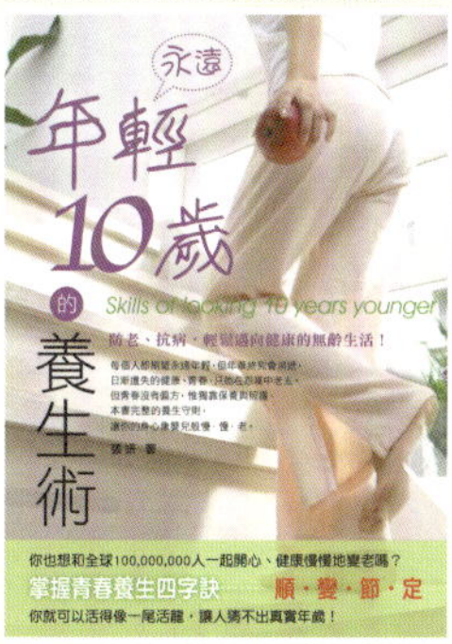

永遠年輕10歲的養生術

作者：張妍
定價：250元

規格：17×23 cm．240頁．彩色＋雙色

留住了青春，就意味著留住健康，也就是延長了壽命。其實要留住青春很簡單，最重要的是你肯不肯去做，青春不老的祕訣就藏在四個字：「順、變、節、定」。永遠年輕10歲的養生術，教你有效防老、抗病，擁有青春活力，輕鬆邁向健康的無齡的樂活生活！

SMART LIVING 養身健康觀30

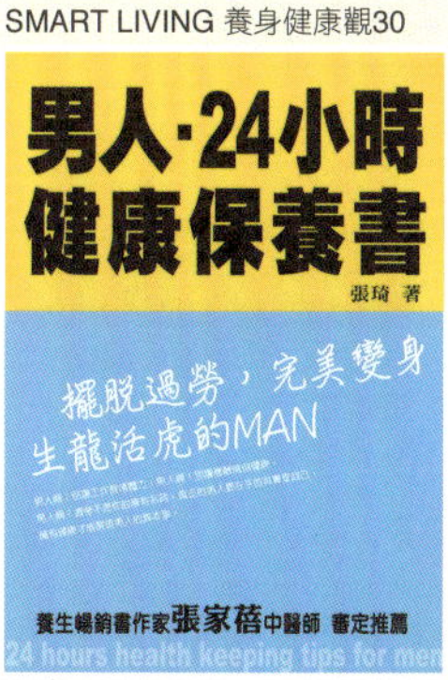

男人24小時健康保養書

作者：張琦
定價：250元

規格：17×23 cm．240頁．雙色

男人啊！別讓工作脫垮體力；男人啊！別讓應酬搞倒健康，男人啊！過勞不是你的專有名詞，真正的男人最在乎的其實是自己，擁有健康才能展現男人的真本事。國內第一本專屬男人的順時養生書，讓男人鍛鍊強壯體格力，從現在開始吧！

SMART LIVING 養身健康觀23

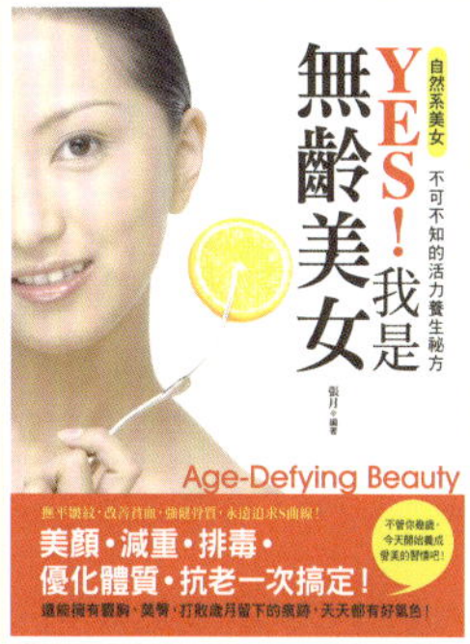

YES！我是無齡美女

作者：張玉
定價：250元

規格：17×23cm．233頁．彩色

本書以簡單淺顯的語言，詳析女人一生的身體狀況與需求，提供讓女人內外皆美的養生觀念及作法，介紹如何用最簡單、最低成本、最天然的方法，使你從內而外變得更健康、更美麗、更長壽、更充滿活力，成為真正的美容養生達人。

SMART LIVING 養身健康觀24

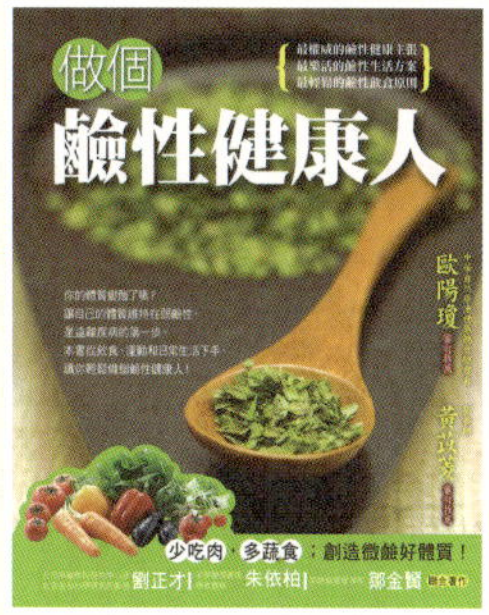

做個鹼性健康人

作者：劉正才．朱依柏．鄒金賢
定價：220元

規格：17×21cm．203頁．雙色

本書除了提出學理知識，利用酸鹼失衡的概念，說明現代人多疾病的原因，提供簡單的微鹼飲食原則，提供日常調養，及多面向響應樂活主張，教你找回自己的健康！

SMART LIVING 養身健康觀25

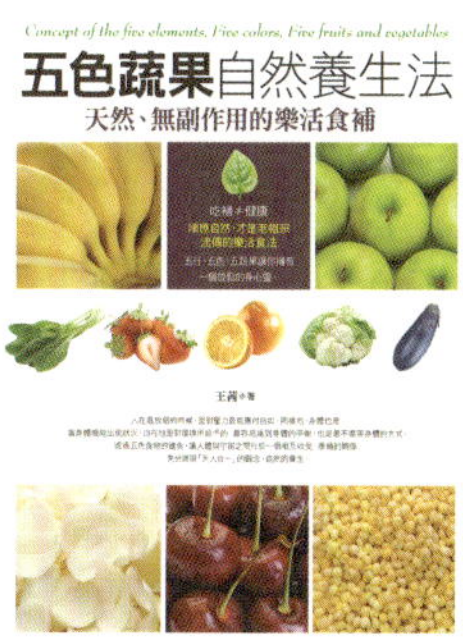

五色蔬果自然養生法

作者：王茜
定價：250元

規格：17×23 cm．240頁．彩色

人在最放鬆的時候，面對壓力最能應付自如。同樣地，身體也是。當身體機能出現狀況，自在地面對環境所給予的，最容易達到身體的平衡，也是最不傷害身體的方式。透過五色食物的進食，讓人體與宇宙之間形成一個相互收受、應通的關係，充分展現「天人合一」的觀念，自然的養生。

SMART LIVING 養身健康觀26

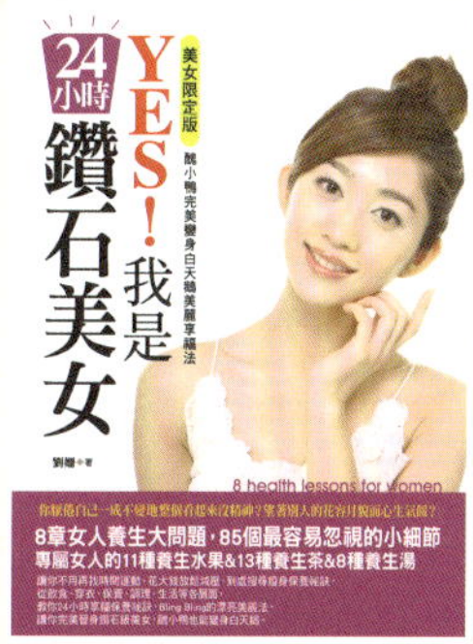

Yes!我是24小時鑽石美女

作者：劉姍
定價：250元

規格：17×23 cm．240頁．彩色

8章女人養生大問題，85個最容易忽視的小細節，專屬女人的11種養生水果&13種養生茶&8種養生湯，讓你不用再找時間運動、花大錢減壓放鬆、到處搜尋瘦身保養祕訣，從飲食、穿衣、保養、調理、生活等各層面，教你24小時享福保養祕訣，完美晉身鑽石級美女。

SMART LIVING 養身健康觀35

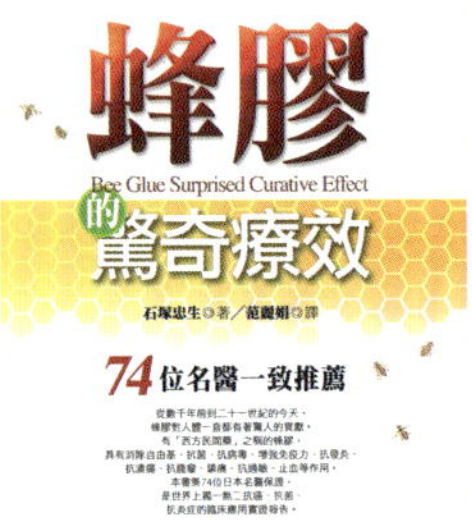

蜂膠的驚奇療效

作者：石塚忠生
定價：299元

17×21cm・304頁・雙色

平時我們服用化學合成藥物對人體會產生排斥反應，但蜂膠對於難以治療的疾病，可產生出乎意外的良好效果，不僅能輔助治療，病患也可實際感覺到情況好轉。本書作者聯合了日本最知名的74位名醫，針對患者使用蜂膠的過程及藥效提出意見，開啟自然療法的新時代。

SMART LIVING 養身健康觀36

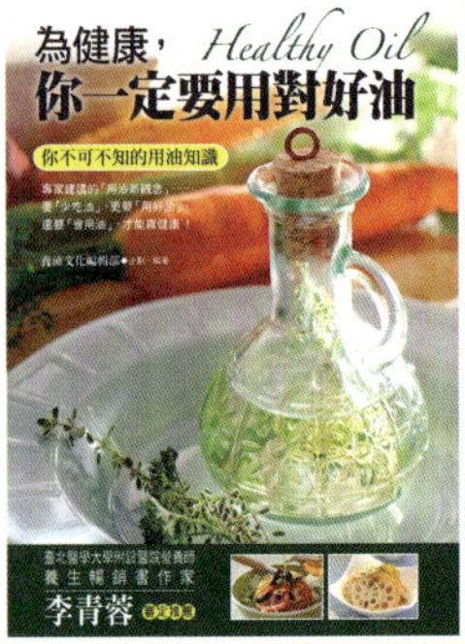

為健康，你一定要用對好油

作者：養沛文化編輯部
定價：250元

規格：17×23 cm・176頁・彩色

「少吃油」並不是健康長壽的祕密，人體細胞構造中的細胞膜，有一半以上是脂肪的成分，如果油脂攝取不足，細胞膜的結構就會有缺陷。因此，想要健康的身體，就必須要攝取足夠的油脂，食用好油。而是「吃好油」、「會用油」，才能真健康。

SMART LIVING 養身健康觀37

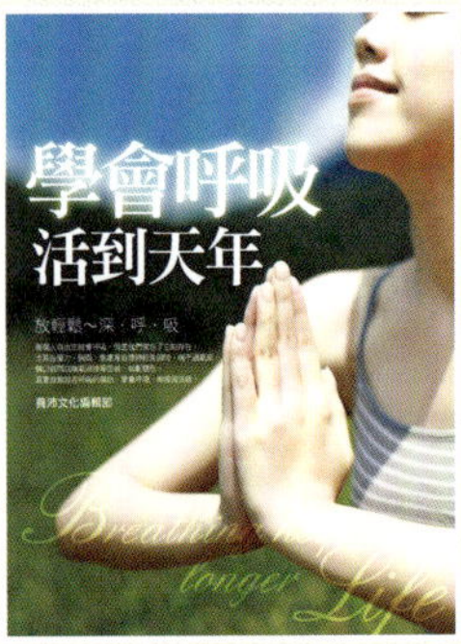

學會呼吸，活到天年

作者：養沛文化編輯部
定價：240元

規格：17×23 cm・160頁・彩色

當壓力、生活習慣帶給人們越來越多的焦慮、壓力、循環不暢……等疾病症狀，使人們的呼吸越來越快速且淺薄。這都是自律神經失調的緣故。當自律神經失調，則會引發焦慮、恐慌等各種身體疾病。而呼吸能調節自律神經，讓身體自癒。本書全圖解深呼吸自然養生法，讓身體好放鬆！

SMART LIVING 養身健康觀38

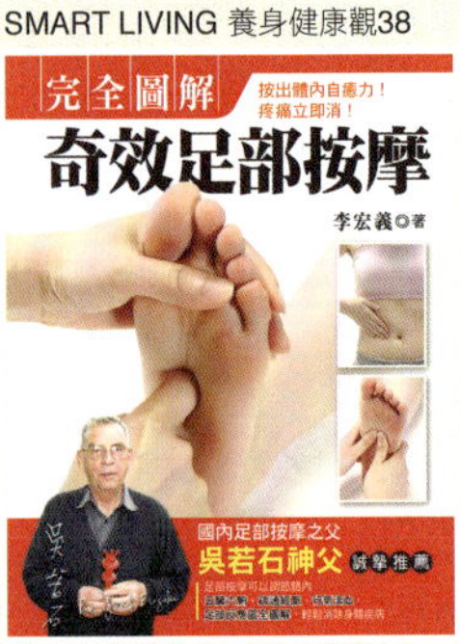

完全圖解・奇效足部按摩

作者：李宏義
定價：360元

規格：21×26cm・160頁・彩色

以按摩手法刺激反射區，讓血液回流心臟，調節身體平衡，恢復器官正常功能，調節體內五臟六腑、疏通經脈、行氣活血。本書以反射區全圖解示範，不用記位置、不用背穴道，只要在身體關鍵處，壓一壓、按一按、刮一刮即可啟動身體自癒力，輕鬆消除身體疾病，讓身體進行修復工程，真神奇。

SMART LIVING 養身健康觀31

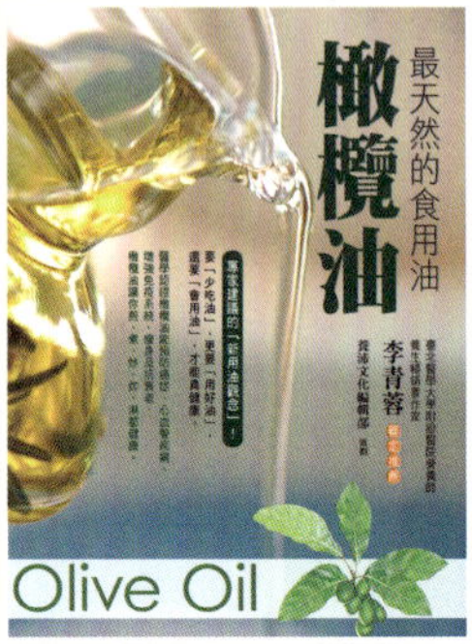

最天然的食用油——橄欖油

作者：養沛文化編輯部
定價：280元

規格：17×23 cm・160頁・彩色

自古以來橄欖油一直被推崇為「液體黃金」，為地中海人健康長壽的祕訣之一。
因此除了要「少吃油」，更要「吃好油」，還要「會用油」才能加速身體代謝，橄欖油讓你煎、煮、炒、炸、淋都健康。

SMART LIVING 養身健康觀32

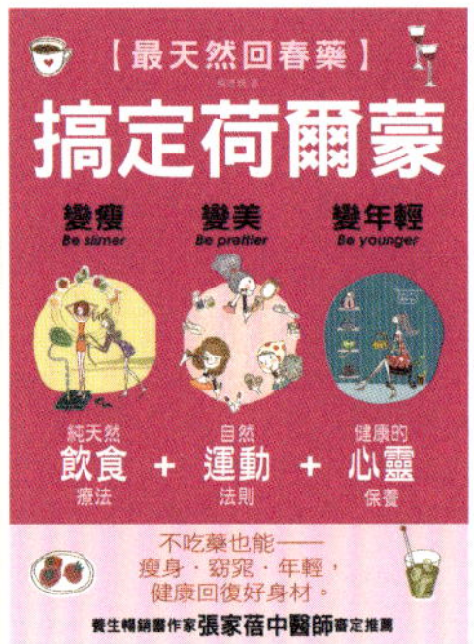

搞定荷爾蒙

作者：楊彥傑
定價：250元

規格：17×23 cm・240頁・雙色

本書詮釋時下最流行的幾種荷爾蒙理論，瞭解最先進的荷爾蒙平衡技巧，從不同角度來健康有效地管理荷爾蒙，學習各種平衡荷爾蒙的生活方式、健康食譜，和其他有趣的輔助方法，帶你一窺荷爾蒙祕密，讓你以最天然的方式養生、養身、養心。

SMART LIVING 養身健康觀33

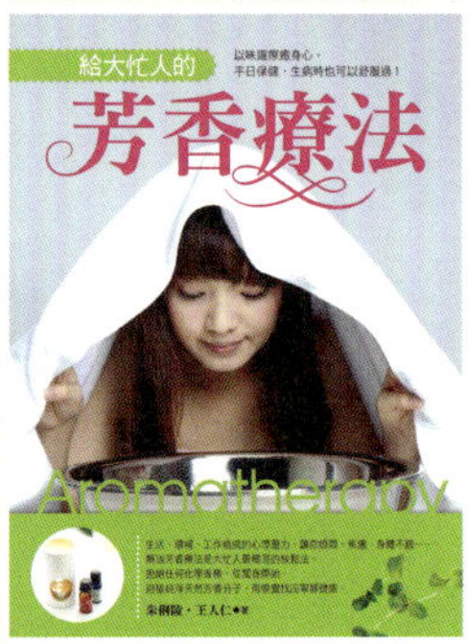

給大忙人的芳香療法

作者：朱俐陵・王人仁
定價：350元

規格：17×23 cm・256頁・彩色

本書以化繁為簡、深入淺出的說法，帶你認識芳香療法的基礎知識；以最專業的角度，讓你不用上學堂也能認識居家常用30種精油植物；以常見居家30餘種病症，對症給予輔助改善，讓你在家也能舒服過。放輕鬆，大忙人也可以做個最健康的人。

SMART LIVING 養身健康觀34

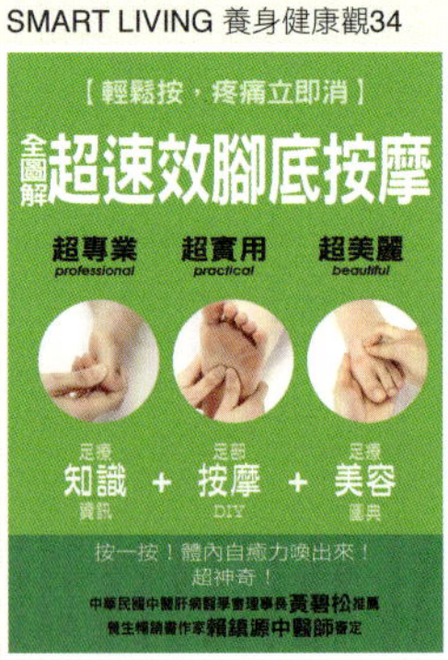

全圖解超速效腳底按摩

作者：養沛文化編輯部
定價：250元

規格：17×23 cm・154頁・彩色

人體器官各部位在足部都有反射區，以按摩手法刺激反射區，透過血液循環、神經傳導，能調節機能平衡、恢復器官正常功能。只有對足部進行按摩，活絡血液，讓血液回流，才可以強身健體，收到袪病健身之效，如此一來便可達到紓經活絡、鬆弛全身之目的。

SMART LIVING 養身健康觀41

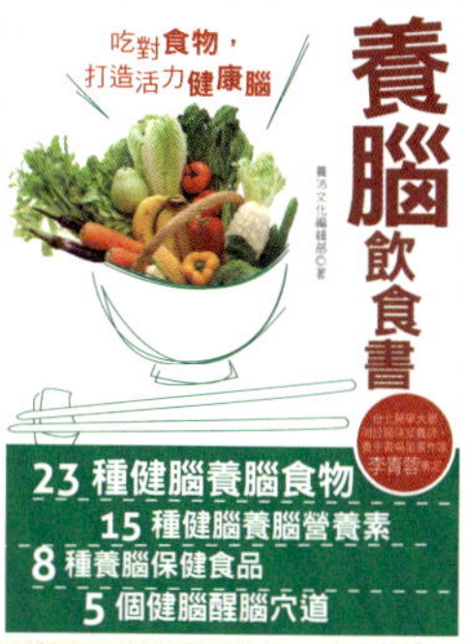

養腦飲食書

作者：養沛文化編輯部
定價：250元

規格：17×23cm・160頁・彩色

人體的腦部是可以藉由食物營養而改變的，透過健康均衡的飲食，可以改變我們的大腦與身體，讓頭腦保持靈活，心情更加愉快，人自然變得積極有活力。主宰自己的大腦，只要有效控制身體生理指數、調節內心心理狀態，你就可以確實降低、延緩腦退化疾病發生的風險，吃出優質活力腦。

SMART LIVING 養身健康觀42

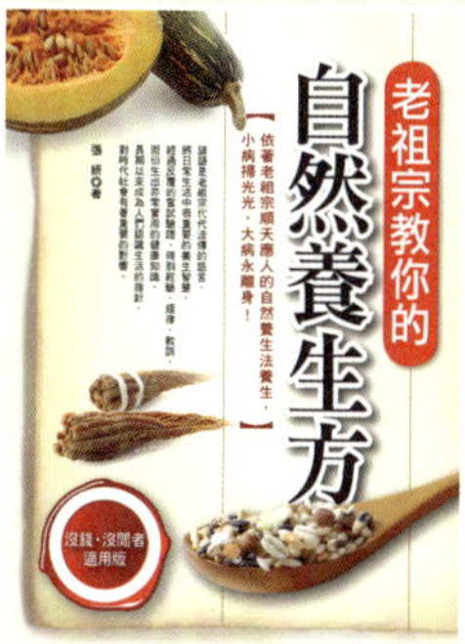

老祖宗教你的自然養生方

作者：張妍
定價：240元

規格：17×23cm・256頁・套色

諺語是老祖宗代代流傳的語言，將日常生活中很重要的養生智慧，經過反覆的嘗試驗證，得到經驗、規律、教訓，而衍生出非常實用的健康知識，長期以來成為人們認識生活的指針，對時代社會有著重要的影響。依著老祖宗生順天應人的自然觀，讓你與自然協調，使身體擁有自在運行的規律，自然的養生。

SMART LIVING 養身健康觀39

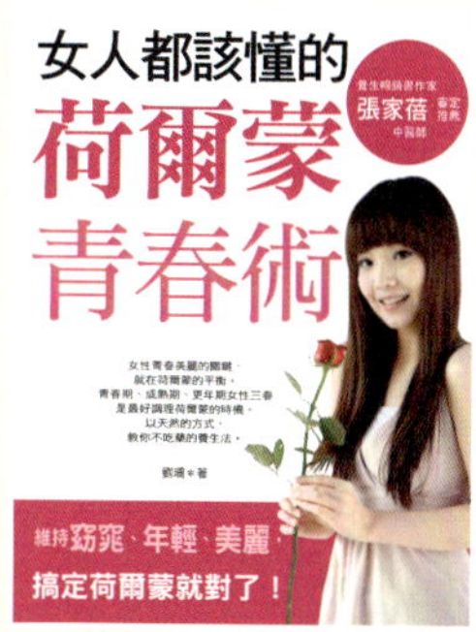

女人都該懂的荷爾蒙青春術

作者：劉姍
定價：250元

規格：17×23cm・208頁・套色

女性的月經是否規律，皮膚是否光滑，身材是否圓潤，代謝是否正常，都與激素息息相關。若在青春期、成熟期、更年期的女性三春，荷爾蒙調養得當，則可以窈窕、年輕、美麗，是最好的抗老藥。因此掌握青春不老的祕密關鍵就在平衡身體激素，讓荷爾蒙維持平衡，才能永保青春與美麗。

SMART LIVING 養身健康觀40

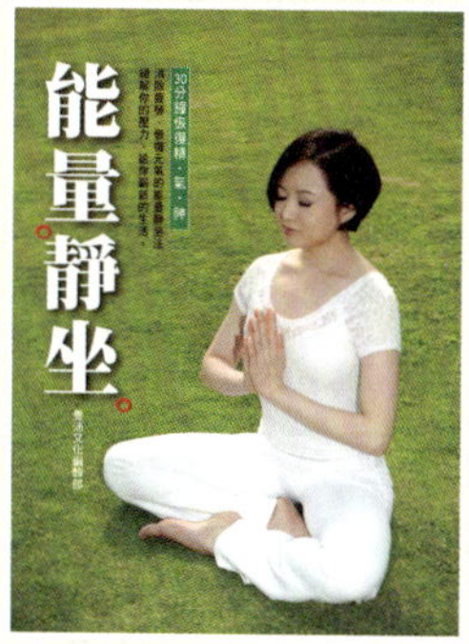

能量靜坐

作者：養沛文化編輯部
定價：250元

規格：17×23cm・144頁・彩色

醫學研究證實靜坐可以重新抵抗壓力，恢復精神，延緩高血壓、心臟病、偏頭痛、慢性疼痛、更年期不適、預防癌症等疾病。每天三十分鐘能量靜坐，能影響腦部活動，尤其大腦邊緣神經系統，新陳代謝、血壓、呼吸和心跳速率也隨之放慢，透過身體深層的活動，啟發自癒力，幫助現代人重建身、心、靈的統合。

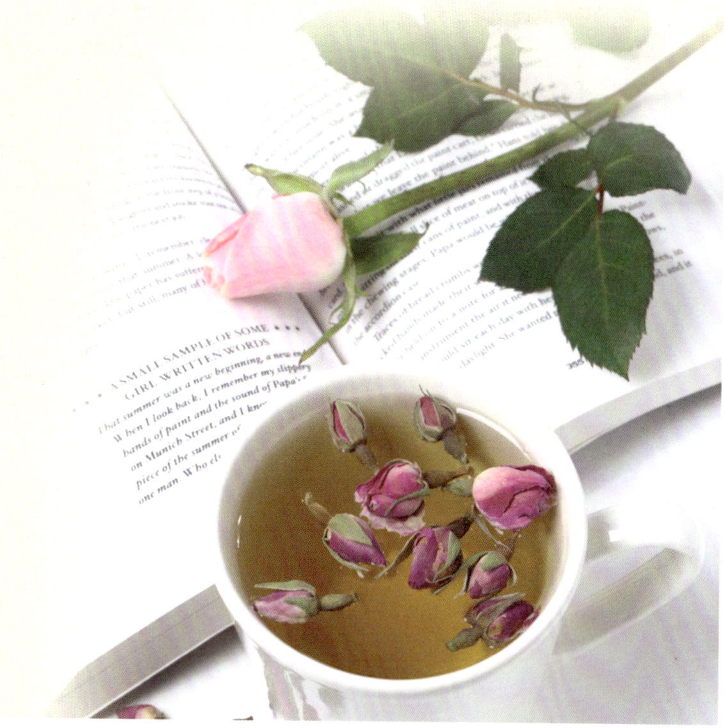

養沛文化館

國家圖書館出版品預行編目資料

能量靜坐 / 養沛文化編輯部 著.
-- 初版.-- 新北市 : 養沛文化館, 2012.01
面； 公分. -- (SMART LIVING養身健康觀 ; 40)
ISBN 978-986-6247-35-4(平裝)
1. 靜坐

411.15 100023940

【SMART LIVING養身健康觀】 40

能量靜坐

作　　者／養沛文化編輯部
發 行 人／詹慶和
總 編 輯／蔡麗玲
企劃・整編／何錦雲
執行編輯／林昱彤
編　　輯／黃薇之・蔡毓玲・劉蕙寧・詹凱雲
執行美編／陳麗娜
美術編輯／王婷婷
模 特 兒／郭羿伶・洪楚雅
攝　　影／數位美學・賴光煜
出 版 者／養沛文化館
發 行 者／雅書堂文化事業有限公司
郵政劃撥帳號／18225950
戶　　名／雅書堂文化事業有限公司
地　　址／新北市板橋區板新路206號3樓
電子信箱／elegant.books@msa.hinet.net
電　　話／(02) 8952-4078
傳　　真／(02) 8952-4084

2012年01月初版一刷　定價240元

總經銷／朝日文化事業有限公司
進退貨地址／235新北市中和區橋安街15巷1號7樓
電話／（02）2249-7714
傳真／（02）2249-8715
星馬地區總代理：諾文文化事業私人有限公司
新加坡／Novum Organum Publishing House (Pte) Ltd.
20 Old Toh Tuck Road, Singapore 597655.
TEL： 65-6462-6141　FAX：65-6469-4043
馬來西亞／Novum Organum Publishing House (M) Sdn. Bhd.
No. 8, Jalan 7/118B, Desa Tun Razak, 56000 Kuala Lumpur, Malaysia
TEL：603-9179-6333　FAX：603-9179-6060